KB137086

파킨슨병
기적의 완치 설명서

파킨슨병
기적의 완치 설명서

이의준 박사 지음

메디마크

파킨슨병 환자에게 필요한 것은
'힐링'입니다

이의준 박사와 함께 봉독에 대한 연구를 해온 지도 이미 여러 해가 지났다. 요즘 한방 연구의 트렌드는 고서에서 나온 여러 가지 치료법을 현대적인 기술로 증명해내는 것이라 해도 과언이 아닐 정도로 경험 의학의 과학화 작업이 한창이다.

봉독에 대한 연구도 그중의 하나로, 처음에는 봉독의 일반적인 소염효과에 대한 검증을 주로 했다면, 요즘은 난치병에 대한 봉독의 효과를 증명하는 연구가 진행되고 있다. 봉독요법이 파킨슨병에 효과적이라는 것이 임상 논문이나 실험을 통해 증명되었으며, 봉독이 T조절 세포를 증강시켜 도파민성 신경세포를 손상시키는 신경교세포(마이크로글리아)를 억제한다는 것이 밝혀졌다. 바로 이런 결과들에 따라 봉독이 파킨슨병에 효과를 갖게 되는 것이다.

추천사

일반적인 사고에서 탈피하여 봉독요법을 파킨슨병 치료에 도입하는 이 의욕적이고 신선한 시도는 한의사가 현장에서 일하고 있는 우리나라에서만 가능한 일이기 때문에 한의사의 한 사람으로서 참으로 자랑스럽기 그지없다.

이 박사와 이룬 지난 성과만큼 앞으로 개척해 가야 할 한의학의 길은 멀고도 장대하리라고 생각한다. 이 박사는 나의 이런 연구에 없어서는 안 될 동반자로, 연구실에서 실험에만 몰두하고 있는 내게 임상의 트렌드나 환자의 요구사항 등을 전달해주어 연구 방향을 잡는 데 중요한 역할을 하고 있다.

과학이 아무리 발달하고 최첨단의 산업화가 진행된다 해도 인류가 생존하는 한 질병은 늘 인간의 생명을 위협할 것이다. 질병 없는 인류란 존재할 수 없고 완벽한 치료라는 것 또한 불가능하다. 질병이 있어야 한 인생이 역사 속으로 사라지고 그 후손이 새로운 역사를 만들어 가는 것이기 때문이다.

'QOL'이라는 말이 있다. 'Quality of life'의 약자로, 평균 수명이 많이 늘어난 현 상태에서 "사는 동안 어떤 삶을 사느냐가 중요하다" 라는 의미로 종종 사용되고 있다. QOL의 측면에서 보면 파킨슨병 환자는 지금 당장 생명이 어떻게 되는 것은 아니지만 자존감에 크나큰 상처를 받고 가족들도 병 간호에 지쳐가면서 삶의 질이 말이 아니다.

요즘 유행하는 '힐링'은 우리말로 옮기면 '치유'가 적절할 것 같다. 치유는 치료와 다른 전인적인 관점에서 '몸과 마음을 함께 다스린다'는 개념으로 해석할 수 있는데, 파킨슨 환자에게 정말 필요한 것이 바로 이 '힐링'이 아닐까 싶다.

하루가 다르게 변해가는 외모와 본인의 의지와는 무관하게 움직이는 몸을 보면서 파킨슨병 환자들은 깊은 절망과 슬픔을 느낀다. 이런 모습을 보이기 싫어 외출을 피하기도 하고 심한 경우 아는 사람이 아무도 없는 곳으로 이사를 하기도 한다.

이렇듯 질병을 앓고 있는 사람에게 필요한 것은 단순한 치료보다는 몸과 마음을 모두 다스리는 치유가 아닐까 하는 생각이 더욱 강해진다.

이의준 박사는 이번 책을 통해 파킨슨병으로 고통받고 있는 환자와 가족에게 진정한 의미의 QOL을 선사하고 치료와 치유를 동시에 행할 수 있는 선각자의 길로 들어선 듯하여 마음이 뿌듯하다.

2014년 3월 봄기운 가득한 날

배 현 수(경희대학교 한의과대학 교수)

파킨슨병은 불치병도 난치병도 아닌,
치료 가능한 질환입니다

파킨슨병은 만성 퇴행성 신경질환입니다. 한 번 병이 생기면 몸의 기능이 점점 퇴화되면서 병증이 더 심해집니다. 이 때문에 최근까지 증상의 발현을 늦춰주는 약물치료가 최선이라 여겨졌습니다. 그런데 요즘은 면역학적인 접근이 시도되고 있습니다. 면역이란 우리 몸이 스스로 질병을 이길 수 있는 힘을 갖는 것을 말합니다. 즉 면역력을 높일 수 있도록 스스로 시스템을 가동시켜 병을 치료하는 방법이지요.

파킨슨병은 뇌 안의 면역세포에서 과다분비되는 염증물질이 뇌세포를 파괴하면서 발생합니다. 따라서 신경면역세포와 면역 염증물질들의 과잉반응을 억제하는 조절T세포(Tregs)가 활성화될 수 있도록 도와주면 신경세포의 파괴를 막을 수 있습니다. 이것이 바로 봉약침으로 파킨슨병을 치료하는 원리입니다.

지난 2012년, 조절T세포를 활성화시키는 데 봉약침이 도움이 된다는 논문이 발표되어 언론의 주목을 받았습니다. 이 논문을 발표하신 분은 제 지도교수이신 경희대학교 한방생리학교실의 배현수 교수님이었습니다. 저 역시 그동안 교수님과 함께 난치병에 관한 연구를 해왔습니다. 그 결과 자가면역질환인 루푸스와 같은 난치병에도 봉약침이 도움이 된다는 사실을 발견했고, 이를 바탕으로 쓴 논문(Bee Venom-Associated Th1/Th2 Immunoglobulin Class Switching Results in immune Tolerance of NZB/W F1 Murine Lupus Nephrits, 2011년)이 SCI(과학기술논문 인용색인) 저널의 America journal of Nephrology에 실리기도 했습니다. 그리고 지금은 이 연구결과를 바탕으로 모교인 경희대학교 대학원에서 강의를 하고 있습니다.

강의를 하러 가던 어느 날 배 교수님께서 제게 전화를 주셨습니다.

"이 박사, 봉약침이 파킨슨 치료에 효과가 있다는 논문 내용이 저녁 뉴스에 보도되었네. 환자 치료 더 열심히 하게."

교수님 말씀은 사실이었습니다. 저희 병원을 찾는 환자들 중엔 파킨슨병뿐 아니라 루푸스 등 난치병 환자들이 꽤 많습니다. 이런 환자들을 봉약침과 약재, 그리고 침술 등으로 치료를 해오면서 저 역시 확신을 가질 수 있었습니다. 단순한 현상 유지가 아니라 실제로 증상이 점차 좋아지는 것을 눈으로 확인할 수 있었으니까요.

난치병은 말 그대로 '낫기 힘든' 질환을 말하는 것이고, 불치병이란 '절대 낫지 못하는' 질환을 뜻합니다. 파킨슨병 뒤에 꼬리처럼 따라다니는 게 바로 난치병, 불치병이라는 말입니다. 하지만 환자나 그 가족들이 희망을 가지셨으면 좋겠습니다. 파킨슨병은 분명히 좋아질 수 있기 때문입니다. 실제로 우리 병원의 내원 환자 중 한 분은 걷기조차 힘들었다가 꾸준한 치료 끝에 혼자서 지하철을 탈 수 있을 만큼 병세가 좋아졌습니다. 2기였던 환자가 0기로 호전되어, 사람들이 파킨슨병 환자라는 걸 전혀 눈치채지 못할 정도로 병증이 사라진 분도 있습니다.

　도파민을 생성하는 신경세포가 많이 존재하는 곳은 중뇌의 흑질이란 부위입니다. 그런데 흑질은 건강한 성인도 10년 단위로 5퍼센트씩 사라집니다. 따라서 정상적인 노화과정을 겪는다 해도 120세가 되면 흑질의 신경세포는 전체의 80퍼센트가 사라지게 됩니다. 즉 평균수명 100세 시대에는 파킨슨병 역시 노화와 함께 흔하게 찾아오는 병이 될 것입니다.

　누구나 나이를 먹습니다. 그러니 조금 편안한 마음으로 병을 이겨낼 수 있다는 의지와 희망을 가졌으면 좋겠습니다. 이 책이 파킨슨병을 앓고 있는 환자와, 환자를 돌보는 보호자들에게 희망을 줄 수 있길 기대합니다.

2014년 봄
이 의 준

CONTENTS

제1장

파킨슨병, 무엇이 문제일까?

제2장
한방에선 어떻게 파킨슨병을 치료할까?

제1장

파킨슨병,
무엇이
문제일까?

01 뇌 안의 흑질 세포가 파괴되어 생기는 병

세계적인 복싱선수 무하마드 알리, 독재자였던 아돌프 히틀러, 조지 부시 전 미국 대통령, 영화배우 마이클 J. 폭스가 파킨슨병 환자라는 사실은 너무나 잘 알려져 있다. 몇 해 전 고(故) 김근태 민주통합당 상임고문 역시 파킨슨병으로 세상을 떠나 주위를 안타깝게 했다.

파킨슨병이란 병명은 1817년 영국의 외과의사인 제임스 파킨슨의 이름을 따서 붙여진 것이다. 당시 제임스 파킨슨은 '진전(떨림) 마비에 관한 보고'라는 이름으로 최초로 이 병을 언급했다. 이후 세계보건기구(WHO)는 그의 생일을 기념하여 4월 11일을 세계 파킨슨병의 날로 지정했다. 이제 파킨슨병은 희귀병이 아니라 누구나 한 번쯤 들어봤을 법한 노인성 질환이 되었다.

파킨슨병의 대표적인 증상은 자기도 모르게 몸을 떠는 것이다. 그 외에도 근육이 서서히 굳어지면서 운동감각이 둔해지고 동작이 느려지는 것, 자세가 불안정해지면서 균형감각을 잃고 자주 넘어지는 것 등이 있다.

파킨슨병이라는 병명은 익숙하지만, 증상에 대해서는 정확히 모르고 있는 경우가 많다. 이 때문에 일어난 참극도 있었다. 2013년 4월에는 계속 고개를 흔들어 대는 아내의 모습을 보고 화가 난 남편이 홧김에 폭력을 휘둘러 아내가 사망했다는 사건이 신문에 보도되기도 했다. 아내가 파킨슨병을 앓는다는 사실은 알고 있었지만, 계속 고개를 흔들어 대는 모습이 항파킨슨 약물을 장기간 복용할 때 나타날 수 있는 증세라는 걸 몰랐기에 일어난 비극이었다.

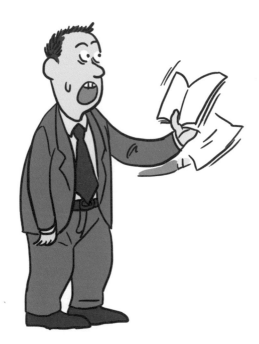

* 파킨슨병의 대표적인 증상

떨림(진전) : 손발이 떨린다.

굳음(경직) : 근육이 굳는다.

서동. 무동 : 동작이 느려지거나 몸을 제대로 움직이지 못한다.

균형 장애 : 목이나 허리, 무릎 등이 구부정해지고, 균형감각을 잃어 자세가
            불안정해진다.

알츠하이머 다음으로 많이 생기는 노인성 신경질환

파킨슨병이 진행되면 점차 글을 제대로 쓸 수 없게 되거나 단추를 끼우는 등 섬세한 손동작이 필요한 일들을 제대로 할 수 없게 된다. 손발이 떨리고 근육이 굳는 통에 몸이 마음처럼 안 움직여 주기 때문이다. 더 진행되면 침이나 음식물을 제대로 삼키기 힘들어지고, 급기야 몸이 굳고 근육에 힘이 빠져 휠체어를 사용해야 한다. 때때로 근육을 조이는 듯한 통증으로 고통스러워하기도 한다.

도대체 이 병이 생기는 직접적인 원인은 무엇일까? 안타깝게도 그 원인은 아직까지 밝혀지지 않았다. 다만 유전적 요인과 환경적 요인이 복합적으로 얽혀 있을 거라고 보는 의견이 많다.

분명한 것은, 파킨슨병이 발생하면 흑질에 분포하는 도파민 신경세포가 점차 사라진다는 사실이다. 흑질은 도파민이라는 호르몬을 다량으로 분비하는데, 도파민 분비가 줄어들면서 기저핵의 운동조

절 회로인 선조체에서 몸의 각 부위에 운동명령을 제대로 전달하지 못하기 때문에 다양한 병증이 나타나는 것이다.

이렇게 몸의 기능이 점차 소실되는 파킨슨병은 대표적인 퇴행성 노인질환으로, 평균 발생 연령은 64.1세이다. 우리나라의 경우 전국적으로 30만~40만 명 이상의 환자가 있고, 65세 이상 인구 중 1퍼센트가 파킨슨병 환자다. 대표적인 노인성 신경질환인 알츠하이머 다음으로 많은 수이다. 특히 최근 5년 사이에 환자 수가 1.7배나 늘어난 것도 문제이다. 그 원인을 정확하게 단정 지을 수는 없지만, 한의사로서 판단해보건대 그만큼 몸의 면역력을 유지하기 힘든 환경에 노출되었기 때문이 아닐까 한다.

뇌에서 무슨 일이 일어나기에!
왜 떨리고, 굳고, 느려지고, 똑바로 못 서 있게 될까?

① 뇌는 두 개의 대뇌반구와 소뇌, 뇌간(중뇌, 뇌교, 연수)으로 이루어져 있다.

② 뇌 기저에 기저핵이라 불리는 신경세포 두 개의 군이 있다.

③ 기저핵은 피각, 미상핵, 담창구, 시상하핵, 흑질로 구성되어 있다.

④ 미상핵과 피각을 합쳐 선조체라고 부른다.

⑤ 기저핵은 뇌의 거의 모든 영역들과 복잡하게 연결되어 있고 운동신호 변조에 큰 역할을 한다.

⑥ 뇌에서 근육으로 보내는 운동신호는 여러 단계를 거친다.

⑦ 대뇌피질에서 운동신호정보를 기저핵과 다른 몇 군데 뇌 부위로 보내준다.

⑧ 기저핵은 대뇌피질에서 보내온 신호를 변조하는 기능을 수행한다.

⑨ 변조된 신호들은 계란 모양의 시상이라 불리는 뇌의 조직을 통과하여 대뇌피질로 다시 되돌아간다.

⑩ 이런 과정으로 정보는 복잡한 동작을 할 수 있는 정보로 변조된다. 이때 변조를 가능케 하는 것이 신경전달 물질이다.

⑪ 대뇌피질에서는 변조된 정상 운동신호를 척수를 통해 근육으로 전달한다.

⑫ 이런 과정을 통해 우리는 원하는 동작을 할 수 있게 된다.

⑬ 신경전달물질에는 도파민, 아세틸콜린, 노르에피네프린(노르아드레날린), 세로토닌, 글루타메이트 등이 있다.

⑭ 몸의 정밀한 균형을 유지하는데 필요한 신경전달물질은 도파민계와 아세틸콜린계이다.

⑮ 이 두 신경계 사이에 불균형이 발생하면 뇌에서 근육으로 전달되는 신호가 방해를 받아 떨림, 경직, 느림, 자세 불균형 등 파킨슨병의 증상이 발생한다.

02 혹시 나도 파킨슨병일까?
-파킨슨병과 파킨슨증후군의 차이

앞에서 소개한 파킨슨병 증상들이 발견된다면 '혹시 나도 파킨슨병이 아닐까'란 의심을 해볼 필요가 있다. 파킨슨병은 암이나 뇌졸중처럼 아주 천천히 다가온다. 50대 후반에서 60대에 확진을 받은 환자들 대부분은 이미 40대 때부터 병이 서서히 진행된 경우이다. 다만 증상이 미미해서 '설마 내가 파킨슨병이겠어?' 하며 간과했을 뿐이다.

암이나 뇌졸중은 조기발견이 가능하지만 안타깝게도 파킨슨병 초기에는 뇌영상 촬영장치인 MRI나 CT 등으로 확인이 안 된다. 그리고 확진이 되었을 때는 이미 흑질 세포의 60퍼센트 이상이 사라진 뒤다. 따라서 조금이라도 이상한 징후가 나타나는 즉시 파킨슨병인지 아닌지를 확인할 수 있는 다양한 조치를 취하는 게 현명하다.

물론 파킨슨병의 대표 증상들이 발견되었다고 해서 반드시 파킨

파킨슨병 초기인지 아닌지 의심스러울 때   Self Check Point!

① 지난 1~2년 동안 편안히 쉴 때 떨림이 나타나 점차 더 악화된 경험이 있다.
② 걷는 중에 한쪽 다리가 질질 끌리거나 움직임이 느려진다.
③ 걸을 때 한쪽 팔만 흔드는 경우가 자주 있다.
④ 단추를 채울 때, 이를 닦을 때, 머리를 빗을 때 또는 수저를 들 때 손동작이 평소와 달리 서툰 느낌이 든다.
⑤ 서 있거나 걸을 때 등이 구부정한 느낌이 든다.
⑥ 목소리가 변하거나 힘이 없고 혹은 낮아져서 상대방이 전화 목소리를 알아듣지 못하는 경우가 있다.
⑦ 가족들이 얼굴 표정이 변했다고 말한다.
⑧ 가족들이 예전만큼 미소 짓지 않는 것 같다고 말한다.
⑨ 눈과 얼굴이 무언가를 노려보는 것처럼 무섭게 변했다고 한다.

* 이 가운데 하나라도 해당된다면 파킨슨병을 의심하고
  병원에서 검진을 받아보는 게 좋다.

슨병에 걸린 것은 아니다. 근육이 피로해지거나 몸이 허약해졌을 경우에도 손발이 후들후들 떨릴 수 있고, 척추에 이상이 생겨서 등이 굽을 수도 있기 때문이다. 이처럼 파킨슨병처럼 보이는 증상을 나타내는 질환을 파킨슨증후군(Parkinsonism)이라고 한다. 파킨슨병도 파킨슨증후군 중의 하나인 셈이다.

파킨슨증후군 역시 파킨슨병처럼 도파민계에 영향을 미치는 신경장애이기 때문에 신체적으로 발현되는 증상은 비슷하다. 뇌졸중, 알츠하이머, 진행성 핵상마비, 다계통위축증, 미만성 루이소체 질환 등등 눈에 띄는 증상들이 유사하기 때문에 정확한 병이 무엇인지 알쏭달쏭한 것이다. 또 신경계 관련 약물들을 장기간 복용할 때에도 파킨슨증후군이 생긴다.

사실 이 둘은 구분이 쉽지 않다. 병원에서 오진을 하는 경우도 상당하다. 파킨슨병으로 진단을 받았지만, 실제로 지켜보니 파킨슨병이 아니라 파킨슨증후군으로 밝혀진 환자들이 전체의 20~25퍼센트나 될 정도다. '혹시 나도 파킨슨병이 아닐까'란 의심이 든다면, 다양한 파킨슨증후군에 대해 알아봐야 한다.

파킨슨증후군 1 – 2차성 파킨슨증후군

뇌졸중

파킨슨증후군 가운데 파킨슨병과 가장 흔히 착각하는 병이 바로 뇌졸중이다. 뇌졸중은 혈관이 막히거나 혈관 중 하나가 터지면서 뇌 부분이 손상되는 질환으로, 혈관성 파킨슨증후군이라 불린다. 한쪽 팔과 다리의 감각이 떨어져 바늘로 찔러도 아프지 않고 둔탁한 느낌만 드는 감각장애, 얼굴의 오른쪽이나 왼쪽 중 한쪽에 마비가 와서 입술이 돌아가는 등의 운동마비, 말을 알아듣기는 하지만 발음이 안 되거나 발음은 유창하지만 말을 못 알아듣는 실어증, 그리고 시각장애, 두통, 어지럼증 등이 대표적인 증상이다.

일반적으로 뇌졸중은 파킨슨병에 비해 늦은 나이에 첫 발병이 된다. 보통 70세 이후에 많이 생기며, MRI(자기공명영상) 장치로 검사하면 판별이 가능하다.

MPTP 유발 파킨슨증후군

MPTP는 마약성 약물로, 이를 복용하면 뇌의 도파민 생성세포가 손상된다. 떨림, 경직, 무동증, 자세 불안정 등과 같은 증상이 서서히 나타나지 않고 빠르게 나타나는 게 파킨슨병과의 차이점이다.

MPTP 약물 복용 시 몸에서 일어나는 메커니즘은 사뭇 독특하다. 다른 약물들이 도파민 수용체를 차단하여 도파민이 뇌에서 근육으로 가는 신경신호를 전달하지 못하게 함으로써 파킨슨증후군을 일으키는 반면, MPTP는 선조체부터 손상시켜 운동장애를 먼저 일으킨 다음 도파민 생성세포를 직접 파괴해 버린다. 이런 진행상황 때문에 파킨슨병에서 일어날 수 있는 도파민 신경세포 사멸의 메커니즘을 실험실에서 연구할 때는 MPTP를 주로 사용한다.

머리 손상

머리를 반복해서 강타당한 권투선수들에게 주로 생기는 파킨슨증후군으로, 권투선수 치매라고 불린다. 반복되는 경기에서 머리를 수없이 강타당한 충격으로 기억력과 인지능력을 잃어버리고 심할 경우 떨림을 동반한 파킨슨증후군이 생긴다. 또 하나는 머리 외상으로 인한 파킨슨증후군이다. 의식불명이나 혼수상태를 겪고, 몸 한쪽이 마비되며 눈 운동장애 등의 심각한 신경과적 손상이 생긴다.

간혹 '머리 손상이 파킨슨병의 원인이 되는 것이 아니냐'란 의문들이 제기되지만, 그렇지는 않는 것으로 나타났다. 제1차 세계대전과 제2차 세계대전 퇴역 군인들의 신경과적 증상을 연구한 결과, 파킨슨병으로 발전되지는 않았기 때문이다.

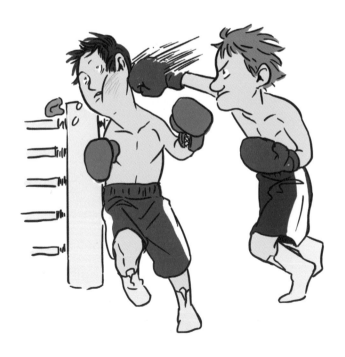

우울증 약 등 정신과적인 약물

우울증과 강박증 치료제인 신경이완제나 정신분열증과 정신병의 치료에 사용되는 진정제들 역시 파킨슨증후군을 일으킨다. 이런 약물은 대부분 도파민을 인위적으로 주입하는 것인데, 이 때문에 도파민 수용제가 자기 일을 하지 않게 되면서 문제가 생기는 것이다.

또 메스꺼움이나 위장장애 치료제 또는 혈압강하제 중에서도 파킨슨증후군을 일으키는 약물들이 있다. 이때에는 몸이 굳고 떨리는 증상이 좌우 대칭적으로 일어난다. 그러므로 의사와 상담할 때 현재 복용 중인 약의 이름이 정확히 무엇인지 확인하는 것이 좋다. 만일 파킨슨증후군의 원인이 약물이라면, 약물을 중단하는 순간 파킨슨증후군의 증상도 사라지므로 걱정할 필요가 없다.

파킨슨증후군 2 - 유사성 신경계질환들

본태성떨림

파킨슨병이나 파킨슨증후군의 대표적인 증상은 바로 떨림이다. 손이 떨려서 밥을 먹기도 힘들고, 글씨를 쓰기도 힘들어진다. 그런데, 몸이 떨린다고 해서 반드시 파킨슨병인 것은 아니다. 대개 떨림은 파킨슨병보다 본태성떨림인 경우가 더 많기 때문이다.

본태성떨림은 유전일 경우가 많으며, 20~30대 때부터 미미하게 발현된다. 그러다 나이가 들면서 심하게 눈에 떠어 병원을 찾게 되는

일 반 명	상 호 명
주 진정제 (항정신병약, 신경이완제)	아세토페나진 말레이트 / 틴달 부타페라진 말레이트 / 레포이즈 말레이트 카페나진 말레이트 / 프로케타진 클로프로마진 / 토라진 클로프로티젠 / 타락탄 플루페나진 디카노에트 / 프롤릭신 디카노에트 플루페나진 에난세이트 / 프롤릭신 에난세이트 플루페나진 하이드로클로라이드 / 프롤릭신 할로페리돌 / 할돌 록사핀 / 록시탄 메조리다진 / 세렌틸 몰린돈 하이드로클로라이드 / 모반 퍼페나진 / 트릴라폰 퍼페나진 / 아미트립틸린 / 트리아빌 피모지드 오랍 피퍼라세타진 프로마진 / 스파라인 설프라이드 / 곰마틸 티오리다진 / 멜라릴 디오시젠 / 나반 트리플루오페라진 / 스텔라
비전형적인 신경이완제 (주 진정제의 새로운 형태)	클로자핀 / 클로자릴 올란자핀 / 자이프렉사 쿠레티라핀 / 세로켈 리스페리돈 / 리스페달
위장 운동성 제재	메토클로프라미드 / 레글란 레보설프라이드 / 레보프라이드
혈압강하제 (혈압을 낮추는 제재)	레저핀 (고혈압 치료를 위해 여러 약물에 드물게 들어있는 성분)
구토억제제 (메스꺼움과 구토 방지 제재)	프로클로페리진 / 콤파진 트리메토벤자미드 / 티간
특수한 칼슘 매개 차단제	플루나리진 / 시벨리움 시나리진

것이다. 본태성떨림은 스트레스나 흥분 상태에서 더 떨리게 되므로 신경을 안정시키고 마음을 편히 가지면 증세가 완화된다. 반면 파킨슨병으로 인한 떨림은 편안한 상태에서도 떨림이 사라지지 않는다. 물론 흥분하면 떨림이 더 극심해지지만, 안정을 취한다고 해서 떨림이 완전히 없어지는 게 아니라 작은 알약을 손가락으로 만지작만지작거리는 듯한 미세한 진동이 반복되어 나타난다.

■ 떨림의 형태

파킨슨병 : 누워 있거나 휴식을 취할 때에도 일어난다. 1초당 4~6회 전후로 떨리며, 몸의 한쪽부터 시작된다.

본태성떨림 : 안정을 취할 때는 일어나지 않고 긴장하면 심해진다. 1초당 8~12회 전후로 떨린다.

■ 그 외의 증상

파킨슨병 : 떨림 말고도 다른 증상들이 있다.

본태성떨림 : 떨림이 주 증상이지만 경우에 따라 부수적인 증상이 나타날 수 있다.

■ 연령

파킨슨병 : 60세 전후에 많이 발병한다.

본태성떨림 : 주로 40세 전후에 나타난다.

■ 환자의 수

파킨슨병 : 1,000명 중 1명 정도로 발병한다.

본태성떨림 : 100명 중 1명 정도로 발병한다.

헌팅턴병

헌팅턴병은 증세가 마치 춤을 추는 움직임과 비슷하다고 해서 무도증(舞蹈症)이라고도 불린다. 뇌의 특정 부위의 신경세포들이 선택적으로 파괴되어 가는 진행성 퇴행질환의 한 가지인데, 이로 인해 도파민이 지나치게 활성화되어 문제가 된다. 파킨슨병이 도파민 분비가 적어지면서 떨림과 경직이 오는 데 비해, 헌팅턴병은 반대로 도파민이 지나치게 많이 분비되어서 근육이 춤추듯 움직이는 것이다. 더불어 파킨슨병처럼 몸이 굳고 움직이는 것이 쉽지 않게 된다. 또 병이 진행되면서 지적 능력이 현저히 떨어져 판단력 장애, 언어 장애 등이 나타난다. 주로 유전적 영향이 강하다.

젊은 사람에게도 나타날 수 있는데, 이런 경우 춤을 추는 듯한 무도증과 정신질환 증세가 더욱 두드러진다. 헌팅턴병을 치료하기 위해서는 도파민 수용체 길항제를 사용하는데, 이것이 도파민계를 방해하여 무도증을 감소시키긴 하지만, 그 부작용으로 파킨슨증후군을 유발시키기도 한다.

틱

소아신경증으로 잘 알려진 틱장애는 도파민과 같은 신경전달물질이 전두엽, 기저핵, 시상을 연결해주는 신경회로에서 이상을 일으켜 발생한다. 몸을 가만두지 못하고 들썩대기도 하고, 지나치게 눈을 깜빡이거나 코를 씰룩거리는 등의 증상을 보인다. 눈을 깜빡이는 것을 운동틱, 헛기침이나 '음음' 등의 소리를 반복하는 것을 음성틱이라 부른다.

아이들의 경우, 환경변화 등 스트레스 상황에 노출되었을 때 발생하는 틱장애는 쉽게 치료가 된다. 하지만 뇌신경의 문제일 경우에는 성장 후에도 지속되거나 더 심해진다. 어떤 사람들은 일생 동안 특정한 한 가지의 틱장애를 지속적으로 앓기도 한다. 이를 만성적인 운동틱이라고 부른다. 틱장애로 인한 반복적인 운동을 파킨슨병의 떨림으로 오해할 수는 있지만, 대부분 파킨슨병과 틱은 쉽게 구분이 된다.

근긴장 이상의 형태

근긴장 이상은 지속적인 근육 수축과 중추신경계의 이상으로 인해 몸의 일부가 비정상적으로 꼬이는 증상으로, 최근 5년 사이에 환자 수가 2.7배나 늘어 일반인들에게도 잘 알려져 있다.

뇌신경 이상 질환의 하나인 근긴장 이상 역시 운동을 조절하는 기저핵 부위의 이상으로 생기는 경우가 가장 많다. 주로 얼굴 근육에 이상이 와서 눈을 뜨기 어렵거나 얼굴 근육을 마음대로 움직이기 어렵게 된다. 또 목이 한 방향으로 꺾이거나 돌아가기도 한다. 휴식을 취할 때는 증상이 완화되지만, 아주 가끔은 쉴 때에도 증상이 나타나 파킨슨병으로 오해할 수 있다. 하지만 근긴장 이상은 기저핵 이외의 뇌기능에는 이상이 없으므로 지능이나 성격, 감정 등에서 문제를 일으키지는 않는다.

윌슨병

윌슨병은 구리 대사 장애로 인해 발생하는 병이다. 대뇌 기저핵에 구리 침착이 일어날 수 있는데, 이때 생기는 증상으로 떨림, 움직임이 느려짐, 서투름, 보행장애, 감정 변화 문제 등이 있다.

만일 이런 증상들이 10대 후반이나 20대에 생긴다면 파킨슨병이 아니라 윌슨병에 걸렸을 확률이 높다. 증상은 파킨슨병과 비슷하지만 환자의 나이가 현저하게 젊다는 것이 바로 파킨슨병이 아니라는 단서인 것이다. 그래서 의과대학 학생들과 신경과 전공의들은 '45세 미만의 환자가 떨림과 느린 움직임, 근긴장 이상, 경직, 보행장애 같은 특이성 신경장애를 보이면 윌슨병인지부터 먼저 체크할 것'이라고 배운다.

알츠하이머

대뇌피질을 포함한 뇌 전체의 강력한 위축, 신경세포 탈락, 글리

아세포 증식과 소위 알츠하이머신경섬유 변화 등이 원인이다. 알츠하이머의 첫 증상은 아주 가벼운 건망증이다. 장기 기억은 유지되는데, 단기 기억에 문제가 생기는 것이다. 집 밖으로 나왔다가 집을 못 찾고 헤매거나, 방금 누군가와 대화를 나누었음에도 불구하고 금세 그 사실을 잊는다. 그 이후에 언어구사력이나 이해력, 읽고 쓰는 능력 등에 문제가 나타나며 불안증, 공격적인 성향 등의 성격 변화를 일으킨다. 말기로 갈수록 인지장애, 대소변실금 등이 생긴다. 또 지남력(자기가 서 있는 시간과 공간, 자기가 상대하고 있는 사람과 자신의 세계를 구체적으로 인지하는 능력) 장애가 생겨 혼자 하는 외출이 어려워진다.

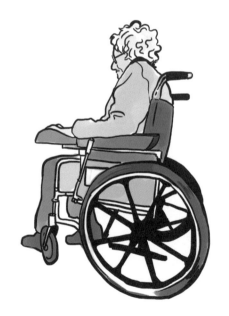

미만성 루이소체 질환

루이소체는 망가져 가는 신경세포 안에서 발견되는 단백질 덩어리를 말하는데, 파킨슨병의 주요 병변 부위인 흑질에서 관찰된다. 알츠하이머와 같은 치매성 질환이지만 병의 진행 양상은 알츠하이머와 다르다.

인지 능력 장애가 심하며 환각이 문제가 되기도 한다. 루이소체 치매의 초기 증상은 시간이 지남에 따라 좋아졌다 심해졌다 하면서 병증이 왔다 갔다 한다. 하지만 말기로 갈수록 병증은 확실히 심해진다.

파킨슨증후군 3 – 파킨슨플러스증후군

진행성 핵상 마비

다양한 뇌신경계의 부위에서 신경섬유가 변성을 일으키거나 타우 단백의 이상 등으로 인해 생기는 마비 증세. 초기 증후로는 몸의 균형을 제대로 잡지 못해 곧잘 넘어지는 것, 움직임이 느릿느릿해지는 것이 있다. 그 다음 찾아오는 게 안구장애인데, 안구운동이 마비되어 눈을 수직과 수평으로 움직이기 어려워진다. 그래서 접시 위에 있는 음식을 내려다볼 수 없게 되고, 걸을 때 눈앞에 있는 방해물을 인식할 수 없게 된다. 파킨슨병의 징후처럼 떨림이 일어나기도 한다.

진행성 핵상 마비 환자들은 이처럼 경직과 운동의 느림, 그리고 심각한 보행장애와 균형 문제가 생기므로 파킨슨병과 매우 유사하게 보인다. 특히 보행과 균형 문제는 파킨슨병보다 더 두드러지며 빨리 진전되고 증상도 훨씬 심각하다.

물론 파킨슨병 역시 그릇에 담긴 음식을 내려다보거나 계단을 오르내릴 때 계단을 보는 게 어렵고 눈 운동에 이상이 생길 수 있다. 하지만 초기에 넘어지거나 떨어지는 등의 낙상을 경험하게 된다면, 파킨슨병보다 진행성 핵상 마비일 가능성이 크다.

때때로 이 병은 항파킨슨 약물에 잘 반응하기도 하지만 치료효과는 그다지 크지 않다.

다계통위축증

다계통위축증 역시 파킨슨 증상을 보이지만, 사실은 다른 신경계통의 이상증상이 동반되는 만성 진행성 퇴행성 질환이다. 소뇌위축증이라고도 불리며, 다음 세 가지 하위 그룹으로 분류된다. 세 가지 중 하나에 걸린 환자들은 항파킨슨 약물을 복용해도 효과가 거의 없다.

샤이-드레이거증후군

자율신경계가 제대로 기능하지 못해서 발병하며 몸이 경직되고 동작이 느릿느릿해지면서 보행장애가 생긴다. 또 소변 생성, 성기능,

혈압 등에 문제가 생기는데, 이 때문에 화장실에 자주 가고 싶어지고, 소변을 급히 보거나 요실금의 문제가 생긴다. 남자들의 경우 성적 발기 장애를 겪을 수도 있다.

또 현기증이 자주 생기고, 식은땀을 흘리거나 무력해지며, 시야가 흐려져 기절할 수도 있다. 이 모든 게 자율신경계가 손상되어 일어나는 것들이다. 때문에 이런 장애가 병 초기에 나타난다면 파킨슨병보다 샤이-드레이거 증후군인지부터 의심해보자.

선조체 흑질 변성

몸이 굳고 떨리면서 동작이 느려지고 보행장애가 생긴다. 떨림장애 때문에 파킨슨병이라 생각하기 쉽지만, 파킨슨병과 달리 항파킨슨 약물을 복용해도 떨림 증상이 완화되지 않는다.

올리브-뇌교-소뇌 위축증

소뇌가 그 기능을 제대로 발휘하지 못하면서 모든 동작이 서투르고, 말을 또렷하게 하지 못하며 걸음을 제대로 걷지 못하는 등의 장애가 생긴다. 파킨슨병과의 구분이 쉽지 않은 게 특징으로, 항파킨슨 약물을 복용해도 큰 효과가 나타나지 않는다.

항파킨슨성 약물에 반응이 없다면

파킨슨병이 초기에 오진이 많은 이유는 뇌 영상 촬영에서 뚜렷한 특징을 보이지 않기 때문이다. 그렇다면 파킨슨증후군과 파킨슨병을 구별할 수 있는 가장 확실한 방법은 무엇일까? 바로 항파킨슨성 약물을 복용해보는 것이다. 파킨슨병으로 인해 나타난 증상들일 경우에는 항파킨슨 약물을 복용하면 증상들이 완화될 것이다. 그게 아니라면 약물을 복용해도 여전히 불편한 증상들이 지속된다.

또 환자 스스로 몸이 떨리는 증상을 잘 살펴보기 바란다. 편안하게 쉬고 있을 때 떨림이 없다면 파킨슨병이 아닐 가능성이 크다. 평소 정신분열증 치료제와 같은 정신과적 약물을 복용하고 있다면 파킨슨증후군이 생길 수 있지만, 그런 약이 파킨슨병을 유발하지는 않는다는 것 역시 참고로 알아두자.

비슷한 증상으로 알쏭달쏭할 때

파킨슨증후군 증상 가운데는 파킨슨병과 너무 유사해 구분이 쉽지 않은 것이 있다. 예를 들어 기억력이 현저히 떨어지고, 성격이 포악해지거나 혹은 지나치게 순응적이 되고, 넘어지거나 떨어지는 낙상이 잦아지는 증상이 생겼다면 스스로 파킨슨병이란 확신이 생길 것이다. 하지만 파킨슨병에서 이런 인지기능장애는 거의 발병 후 10년은 앓아야 나타나는 말기의 증상들이다. 이런 불편함들이 갑작스럽게 생겼다면 미만성 루이소체 질환이나 알츠하이머부터 의심해보는 게 더 정확하다.

또 병의 초기부터 심각한 배뇨장애나 앉았다 일어날 때 일어나는 현기증, 남성들의 경우 발기부전 등 자율신경계의 기능장애가 생길 때도 파킨슨병인지 의심이 생길 수 있다. 하지만 이런 장애 역시 파킨슨병이 상당히 진행된 이후에 나타나는 것들이므로 이때는 다계통위축증인지부터 확인해보는 게 좋겠다.

파킨슨병이 아니라는 확실한 단서

1) 떨림이 없다.
2) 항파킨슨 약물을 복용해도 증세가 나아지지 않는다.

3) 초기에 눈 운동장애가 생긴다.

4) 몸의 균형 문제와 낙상이 초기에 발견된다(2년 이내).

5) 성격 변화가 초기에 나타난다.

6) 건망증이 초기에 나타난다.

7) 삼킴장애(연하장애)가 초기에 나타난다.

8) 배뇨장애가 초기에 나타난다.

9) 혈압장애(기절, 일어날 때 머리가 몽롱함)를 동반한다.

10) 대부분의 증상과 징후가 다리 쪽에만 국한된다.

11) 증상들이 서서히 진전되는 게 아니라 갑작스럽게 심해진다.

03 초기와 중기, 말기로 진행되는 증상과 징후

혹시 내가 파킨슨병에 걸린 것이 아닐까 하는 생각으로 병원을 찾은 환자들은 문진과 정밀검사를 통해 알게 되는 것이 있다. 스스로 병일지도 모른다는 의심이 들기 훨씬 전부터 미미하지만 전조가 있었다는 것이다. 이제부터는 파킨슨병의 초기와 중기 그리고 말기의 대표적인 징후와 증상들에 대해 살펴보자.

초기

파킨슨병의 초기 증상은 경미하게 시작된다. 그래서 심각하게 생각하지 않고 만성피로나 우울증, 근육통, 노화로 인한 심경변화 등으로 착각하기 쉽다. 초기 진단을 받은 이후 2~3년 동안은 떨림이 심해지고 행동이 더 느려지며 보행습관에 문제가 생기는 것 이외에 다른 큰 문제는 없다. 생활에 불편을 주는 장애들은 주로 초기 진단으로부터 7년 이후에 나타나기 시작한다. 물론 어떤 약물을 어떻게 복용해 왔느냐에 따라 그 시기는 조금씩 달라질 수 있다.

1. 한쪽만의 증상

오른쪽 다리만 떨리거나 저는 등 몸의 한쪽에서만 이상적인 징후가 생긴다.

2. 내부 떨림(진전)

스스로 몸의 안쪽이 떨리고 있다는 느낌을 받는다. 환자 중 거의 반 이상이 일찍부터 자신의 팔다리나 복부가 떨림을 느낀다. 물론 육안으로는 감지되지 않고 본인만이 알 수 있는 떨림이다. 하지만 떨림의 원인은 다양하기 때문에 파킨슨병 때문이라고 생각하기는 쉽지 않다.

3. 경미한 떨림

의지와 무관하게 몸이 경미하게 떨린다. 병중이 심해질수록 내부 떨림을 넘어 경미한 외부 떨림이 나타나는 것이다. 이 떨림은 다른 사람들도 눈치챌 수 있다.

4. 성적인 흥분

성적 흥분 시 떨림이 심해진다. 하지만 감정 상태가 평소로 돌아오면 떨림도 완화된다.

5. 감각 이상

목, 어깨, 팔, 다리, 복부, 골반, 등뼈 부위가 마치 남의 살처럼 무감각해지거나 따끔따끔 쑤시고 아프다. 때로는 저리고 뜨겁거나 차가워진다.

6. 발의 경련(근긴장 이상)

아침에 눈을 떴을 때 발에 경련이 일어나 고통스럽다. 모든 발가락이 아래쪽으로 말리거나 엄지가 위로 휘어지고 다른 발가락은 아래로 휘어진다.

7. 무표정한 얼굴

얼굴에서 표정이 사라지고 무뚝뚝해져서 다른 사람들로부터 '화난 것 같다'는 말을 곧잘 듣는다.

또한 눈 깜박임의 횟수가 줄어들면서 무언가를 노려보는 듯한 인상을 준다.

8. 목소리의 변화

음성이 점점 낮아져 상대방이 알아듣기 힘들어 하는데 정작 본인은 다른 사람의 청각을 의심하기도 한다.

9. 섬세한 동작이 어려워진다

세밀한 손동작을 필요로 하는 일에 서툴러진다. 아침에 혼자 양치를 하고 옷을 입거나 주머니에서 열쇠나 지갑을 꺼내는 일, 키보드를 두드리는 게 쉽지 않다. 직장인이라면 업무 처리에 어려움을 느끼기 시작한다.

10. 구부정한 자세

몸이 점점 굳어지는 상태에서 균형을 잡으려 안간힘을 쓰다 보니 어쩔 수 없이 자세가 약간 구부정해 노인의 등처럼 보인다.

11. 걷기를 비롯한 몸의 움직임이 점차 힘겨워진다

걸을 때 한쪽 팔을 자연스럽게 내젓지 못하고, 한쪽 다리가 질질 끌리는 느낌이 들며 약간 절기도 한다. 관절염이 아닐까란 의심을 하기 쉽다.

또 의자에 앉았다 일어나는 게 점점 힘겹게 느껴지며 자동차를 타고 내리는 일에 어려움을 느낀다.

12. 몸의 불균형

균형을 잡고 서 있는 게 어려워진다. 그래서 바지를 입거나 양말, 스타킹을 신을 때 한 발로 서 있는 게 힘들어진다.

13. 우울증과 무력감

감정을 관장하는 도파민의 부족으로 우울증이 심해진다. 심리적으로 짓눌리고 두렵고 불안해지며 즐겨하던 취미생활에 대한 열정도 사라지고 무력감이 엄습한다. 이런 감정적인 변화들은 수면에도 영향을 미쳐 잠을 너무 자지 못하거나 혹은 지나치게 많이 자는 일이 잦아진다. 식욕장애도 나타나는데, 너무 많이 먹거나 너무 안 먹게 된다. 우울증을 치료하기 위해 약물을 복용하기도 하지만, 오히려 부작용이 더 많다.

14. 불안신경증

대수롭지 않게 여기던 일에 예민하게 반응하거나 불안을 느끼는 등 신경이 과민해져 성격이 변했다는 말을 종종 듣는다.

중기와 말기

파킨슨 초기에는 약물만 복용해도 별 문제 없이 사회생활을 할 수 있다. 하지만 중기부터는 그리 녹록지 않다. 증상은 더 심해지는 반면 약물의 효과가 시간에 따라 달라지는 약효소실 등 다양한 부작용이 겹치기 때문이다.

또 하나의 문제는 도파민 농도가 떨어지면서 노르에피네프린과 세로토닌과 같은 다른 신경전달물질의 농도도 같이 떨어진다는 것이다. 이들 교감신경계의 신경전달물질이 제대로 분비되지 않으면 심장이나 위장은 물론 혈압, 호흡 등도 정상적으로 동작하지 않게 된다. 때문에 체온 조절이 제대로 안 되고, 음식물을 삼키는 데 어려움을 느끼며, 위장·생식기·방광 기능에도 이상이 생긴다. 파킨슨병이 진행될수록 변비가 생기고, 침을 흘리거나 표정이 딱딱하게 굳어 가는 것도 이런 신체의 오작동 때문이다.

시간이 지나 말기가 되면 상황은 더 악화된다. 보호자와는 어느 정도 가능했던 의사소통마저 힘들어지고, 배뇨장애도 심해진다. 걷는 게 힘들어질 뿐 아니라 조금만 걸어도 넘어지거나 밑으로 떨어지는 낙상을 당해 하루 종일 침대 생활을 해야 한다. 제대로 된 치료를 받지 않으면 합병증으로 자칫 사망을 할 수도 있다.

1. 변비

파킨슨병 환자가 앓고 있는 대표적인 골칫거리가 바로 변비다. 자율신경계에 문제가 생기면서 위장운동, 장운동이 모두 현저하게 느려질 뿐 아니라 흑질에 나타나는 특징적 레비소체가 장의 연동운동을 방해한다. 게다가 병이 진행될수록 운동능력이 떨어지면서 장운동이 더 느려지니 변비가 생길 수밖에 없다. 노화 역시 변비를 일으키는 원인 중 하나로 종종 항파킨슨 약들이 변비를 더 악화시키기도 한다.

변비가 생겼을 때는 너무 스트레스를 받지 말고 소화가 잘 되고 장운동을 자극하는 음식물 위주로 식단을 바꾸는 게 좋다. 고구마와 현미, 요구르트, 해조류 등을 충분히 섭취하고, 가벼운 운동 등을 병행해보자. 화장실에 매일 가지 않더라도 배변활동이 규칙적이고 잔변감이 없다면 건강한 상태로 볼 수 있다.

2. 침 흘림과 삼킴 곤란

손발 근육의 움직임이 둔해지는 것뿐 아니라 목 안쪽의 근육들 역시 둔해지면서 음식물을 잘 삼키지 못하게 되고, 침을 자주 흘리게 된다. 건강한 사람들은 무의식적으로 침을 삼키기 때문에 침을 밖으로 흘리는 일이 없지만, 파킨슨병 환자들은 흑질이 있는 기저핵의 손상으로 인해 무의식적인 운동을 할 수 없게 된다. 따라서 매

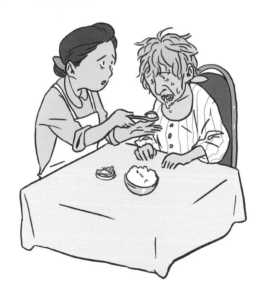

순간 의식적으로 침을 삼켜야 하는데, 이 역시 쉽지 않아 침을 밖으로 흘리게 되는 것이다. 특히 자고 일어났을 때, 베개에 흥건하게 침 흘린 자국이 나타나기 쉽다. 침을 흘리는 게 신경 쓰인다면, 외출할 때 마스크를 착용하고 손수건으로 입가를 자주 닦아주는 게 좋다.

3. 성기능 장애

주로 남성 환자들에게 일어나는 장애다. 도파민 결핍은 성적인 욕구를 감퇴시킬 수도 있고, 중기 이상으로 병이 진행되면 발기 자체가 안 될 수도 있다. 또 성관계 시 자율신경계의 이상으로 심한 어지럼증을 느낄 수도 있다. 여성 파킨슨병 환자들이 겪는 증세에 대해선 아직 알려진 바가 없다.

4. 이상 발한증

이유 없이 지나치게 땀을 많이 흘리는 것은 체온조절 능력이 떨어지고 자율신경계가 불안정해지면서 일어나는 현상이다. 어떤 환자들은 옷이 흠뻑 젖을 정도로 땀이 많이 난다고 호소한다. 이런 다한증은 약물 부작용일 가능성이 높다. 따라서 약물의 양을 줄이면 증세가 나아질 수 있다.

5. 배뇨장애

주로 말기 환자에게 나타나는 증상인데, 중기 때부터 나타나는 경우도 있다. 소변이 방광에 가득 차 있다는 느낌 때문에 화장실에 갔지만 소변이 나오질 않거나 소변이 마렵지 않은데도 자꾸 소변이 나오려고 하는 경우도 있다. 또는 자신의 의지와 무관하게 소변이 새는 요실금 등으로 인해 외출이 힘들어진다. 배뇨장애는 요도괄약근의 움직임이 약해지기 때문에 발생한다. 화장실에 갔는데 소변이 잘 안 나올 때는 아랫배를 위에서 아래쪽으로 가볍게 압박하듯 쓸어내리면 도움이 된다. 하지만 증상이 심한 경우에는 병원에서 배뇨관을 처방받아 인위적으로 배뇨를 시켜야 한다.

6. 피부 발진

지루성 피부염으로 인한 피부 발진이 생긴다. 지루성 피부염은 피지 과다로 인한 습진의 일종으로, 가려움증과 홍반 등의 증상이 나타난다. 하얗게 떨어지는 머리 비듬이 대표적인 지루성 피부염 증상이다. 염증의 원인은 정확하지 않지만 파킨슨병 환자들에게 이 증상이 나타나는 이유는 신경계에 문제가 생겼기 때문으로 보고 있다. 피부 발진이 생기면 우선 청결을 유지해야 한다. 그리고 비듬 전용 제품으로 머리를 감고 목욕을 한 뒤 스테로이드 연고 등을 바르면 호전될 수 있다.

7. 수면장애

운동장애가 심해지면서 몸을 가누는 게 힘들어지면 수면장애도 심해진다. 또 잠을 자다가 발가락이 휘어지거나 몸에 통증이 생기는 등의 감각 이상 문제로 잠을 깨는 경우도 많다.

이외에도 배뇨장애 문제나 우울증 때문에 숙면을 취하지 못하는 경우도 있다. 항파킨슨 약 중 엘도파도 수면장애를 일으키는데, 이런 경우에는 약물을 복용하는 시간을 조절할 필요가 있다.

그런가 하면 낮 시간에 과도한 졸음이 쏟아진다고 호소하는 환자들도 많다. 이런 증상의 원인에 대해서는 새로운 도파민 자극제인 프라미펙솔과 로피니롤 때문이라는 보고가 있다. 항파킨슨 약물의 부작용 때문에 운전 중에 잠이 들어버릴 정도의 갑작스런 졸음이 쏟아지기도 한다. 약물을 적절히 조절하면 증상을 완화시킬 수 있다.

8. 기립성 저혈압

병이 진행되거나 또는 파킨슨 약을 복용하면서 혈압이 떨어지고, 앉거나 누웠다가 일어설 때 머리가 띵하고 어지러운 기립성 저혈압 증세가 나타난다.

심할 경우 일어서려다가 실신하는 환자도 있다. 일어설 때는 무리하지 말고 천천히, 그리고 서 있는 상태가 익숙해질 때까지 잠시 멈췄다 걷는 것이 도움이 된다. 다리로 몰리는 체액을 방지하기 위한 압박스타킹 착용도 도움이 될 수 있다.

9. 치매

파킨슨병 말기 환자 중 20~25퍼센트는 치매 증상이 나타난다. 증상이 나빠지기 전까지 인지장애에 큰 문제를 보이지는 않지만, 병이 깊어지면 환자 중 일부에서는 정신착란과 기억력장애 등 치매 환자와 유사한 증상들이 나타난다.

합병증인 폐렴과 골절상 주의하기

파킨슨병이 진행될수록 인체의 오작동이 심해지면서 합병증이 발생할 수 있다. 그리고 이를 제대로 치료하지 못하면 결국 사망에 이르게 된다. 파킨슨병을 불치병이라 부르는 이유는 바로 이 때문이다. 파킨슨병의 대표적인 합병증은 골절과 폐렴이다.

근육이 소실되고 몸의 균형감각이 떨어지면 어쩔 수 없이 자주 넘어지게 되어 골절상을 입는다. 그런데 어떤 환자들은 운동을 하다가 다치기도 한다. 몸이 굳고 움직임이 둔해지는 걸 완화시키기 위해 무리하게 운동을 하다가 몸을 다치는 것이다.

물론 파킨슨병 환자들에게 적절한 운동은 매우 도움이 된다. 하지만 중증도 3기 이상이 되면 얘기가 달라진다. 오히려 몸을 사릴 필요가 있다. 운동을 하다가 다쳐서 병원에 입원을 하면 몸이 더 쇠약해져서 파킨슨병의 증세가 악화되기 때문이다. 만일 이런 일이 두세 번 반복되면 파킨슨병이 빠르게 진전되는 악순환을 겪게 되므로 매우 조심해야 한다.

파킨슨병 총정리

① 떨림과 경직, 동작이 느려지고 자세가 불안정해지는 것은 파킨슨병의 대표적인 증상이다.

② 파킨슨병의 증상은 항상 도파민 신경계의 문제를 갖고 있다.

③ 파킨슨병은 2+ 흑질과 기저핵의 문제이다.

④ 흑질은 중뇌에 위치한 매우 작은 영역이다.

⑤ 흑질은 도파민 생성세포로 가득 차 있으며, 도파민을 기저핵과 뇌의 다른 영역으로 전송하는 역할을 한다.

⑥ 운동제어를 위한 5로에 흑질과 선조체가 포함되어 있으므로 흑질선조체 경로라고 부른다.

⑦ 흑질이 손상되어 도파민 세포가 제대로 기능을 하지 않으면 선조체의 일부인 미상핵과 피각으로 전달되는 도파민의 양이 줄어든다.

⑧ 흑질 세포의 80퍼센트가 손상되었을 때 파킨슨병의 증상이 나타난다.

⑨ 선조체와 다른 운동신경중추에 도파민이 제대로 전달되지 않을 때, 도파민계와 아세틸콜린계의 균형이 깨지면서 파킨슨병의 운동장애가 나타난다.

⑩ 파킨슨병은 도파민 부족 상태에서만 유발되는 게 아니라 도파민의 불균형적인 전달에도 원인이 있다. 뇌에는 우리 몸의 각 부위를 조절하는 부위가 정해져 있어 도파민이 제대로 전달되어야 정상적으로 움직이게 된다. 그렇지 않으면 선조체를 통해서 각 뇌 부위에 원활한 전달이 어려워지고, 그 가운데 유독 전달이 잘 안 된 부위의 뇌세포 기능이 정상 기능을 수행할 수 없게 되어 문제가 발생하는 것이다.

⑪ 파킨슨병으로 인해 뇌 내부의 다른 작은 핵 신경중추들(예를 들면, 미주신경 등쪽 핵과 청색반점) 역시 영향을 받는다.

⑫ 도파민이 제대로 분비되지 못하면, 노르에피네프린과 세로토닌 등과 같은 다른 신경전달 물질의 뇌 농도 역시 변한다.

또 음식물을 잘 삼키지 못하는 삼킴장애(연하장애)가 일어나는데, 삼킴장애가 생기면 음식물이 식도를 타고 내려가는 게 아니라 기도로 들어가면서 흡인성 폐렴을 일으킬 확률이 높아진다. 문제는 폐렴의 초기 증상은 고열이 나고 기침이 심해지는 것인데, 고령일 경우 이런 증상들이 눈에 띄게 드러나지 않는다는 것이다. 결국 뒤늦게야 병을 알게 되지만 그땐 이미 손을 쓸 수 없는 상태로 심각해져서 사망에 이르는 경우가 많다. 그러므로 고령의 환자일수록 세심한 관찰과 주의가 필요하다.

중증도에 따른 분류, 0~5기

혼 & 야 단계(Hoehn & Yahr Stage)라고도 불리는 이 분류는 파킨슨병을 진행 정도에 따라 0~5기로 나누는 것이다.

0기는 파킨슨병의 예후를 알리는 단계이며, 증상이 눈에 띄기 시작할 때는 이미 흑질의 세포가 80퍼센트 정도 파괴된 이후로 봐야 한다. 보통 1기에서 2기로의 진행 양상은 개인 차이가 있다. 즉 평소 건강 상태나 성격 그리고 약물의 의존 정도 등에 따라 조금씩 다르다는 뜻이다.

그렇지만 평균적으로 1기에서 2기로 진행되는 기간은 2.9년, 3기로 악화되는 데 걸리는 기간은 5.5년, 4기까지는 7.5년 그리고 5기까지는 9.7년이 걸리는 것으로 보고 있다.

0기

다른 사람들은 눈치채지 못하지만 본인 스스로 몸의 안쪽이 떨리고 있다는 걸 느낄 수 있다. 가슴, 위완(명치 주변) 부위, 팔과 다리가 미미하게 떨리는데, 이를 내부떨림(진전)이라 부른다.

1기

증상이 팔이나 다리, 기타 다른 부위의 한쪽 또는 한 부분에서만 나타나기 시작한다. 떨림 역시 한쪽 부위에서만 진행된다. 불편하긴 하지만 사회생활은 가능하다. 주위 사람들이 '좀 이상하다'라고 생각하기 시작한다.

2기

한쪽에서만 나타나던 증상이 양쪽에서 보인다. 단추를 채우거나 화장을 하거나 글씨를 쓰는 등의 섬세한 동작을 하기가 쉽지 않다. 자세를 바꾸거나 앞으로 나가는 일이 조금씩 힘겨워진다.

3기

걷는 일에 큰 어려움이 생긴다. 몸이 굳고 동작이 느려지기 때문이다. 특히 균형을 잡기가 힘들어 자주 넘어진다. 그 외의 다른 기능에도 전반적으로 장애가 나타난다.

4기

걷기가 거의 불가능해 주로 의자에서 생활한다. 걷더라도 제한된 공간 안에서만 몇 발자국 움직일 뿐이다. 몸이 경직되는 정도가 심해져 보호자의 도움 없이는 생활이 거의 불가능해진다.

5기

주로 침대에 누워 생활해야 하며, 이 때문에 심신이 허약해질 수밖에 없다. 일어서는 것은 물론 걷기가 거의 불가능하므로 보호자의 끊임없는 보살핌이 필요한 단계이다.

진전을 늦추는 치료? 양방 치료의 한계점

1. 도파민 보충제, 레보도파

파킨슨병 확진을 받으면 보통 약물 치료를 시작한다. 약물을 복용하면 파킨슨병의 대표적인 네 가지 증상인 떨림, 무동증(느린 동작), 경직 그리고 자세 불균형이 완화되면서 일상생활을 하는 데 큰 불편함이 없게 된다. 치료약물의 대표주자는 '레보도파'로, 파킨슨병으로 인해 부족해진 도파민을 인위적으로 보충해준다. 도파민은 뇌혈관 장벽을 통과할 수 없으므로 레보도파라는 도파민 전구체를 투여하는 것이다. 레보도파를 복용한 환자의 80~90퍼센트가 약효에 만족스러워할 만큼 효과가 좋다.

그런데 대개의 약물이 그러하듯 레보도파 역시 부작용이 있다. 5년 이상 복용할 경우 처음과 달리 내성이 생겨 점점 약효가 떨어지는 것이다. 또 환자의 50퍼센트 이상이 약효소실의 불편함을 호소하는데, 이는 하루 중 몇 시간은 약효가 뚜렷하다가 약효가 뚝 떨어지는 것을 말한다. 이외에도 이상운동 증세나 낮 졸음 등의 부작용이 있다.

초기에는 이런 부작용이 거의 없다가 시간이 지날수록 한 가지 혹은 서너 가지 증상들이 겹쳐서 나타난다.

■ 레보도파의 부작용

1) 욕지기, 구토, 위장장애.

2) 낮 시간에도 졸음이 쏟아진다. 운전하다가 까무룩 잠이 들어버릴 때도 있다. 밤에는 심한 불면증을 호소하기도 한다.

3) 기립성 저혈압 증세가 나타날 수 있다. 즉 자리에서 일어날 때 어지럼증이나 현기증을 느끼고, 심한 경우 실신하기도 한다.

4) 의지와 무관하게 몸이 움직이는 이상운동 증세가 생긴다. 초기에는 미미한 형태로 나타나는데, 주로 어깨나 팔, 손 등이 씰룩거리거나 꿈틀댄다. 이런 증세들은 시간이 지나면서 더욱 눈에 잘 띄게 되며 때때로 팔다리를 비틀거리기도 한다. 이런 불수의 운동은 입과 혀 등에서도 나타날 수 있는데, 환자 스스로 조절이 안 되기 때문에 사회생활에 지장이 많다. 다른 사람들의 시선을

의식하느라 스트레스를 받거나 불안해하면 증세가 더 심해지기 때문에 남들 앞에 모습을 드러내는 걸 꺼리게 된다.

5) 정신착란, 환각, 환청, 성격변화를 보인다. 환자는 정신분열과 같은 증상을 호소하기도 하고, 주변에 사람이 없는데도 누군가 앞에 서 있다고 말하기도 하며 쥐나 고양이 같은 동물들이 자기 앞을 지나다닌다고 말하기도 한다. 또한 부인이 외도를 하지 않는데도 불구하고 바람을 핀다며 분노하는 경우도 있다.

6) 심한 변비. 심하면 병원에 입원해서 관장을 해야 하는 경우도 있다.

7) 기억력이 급격히 저하돼 가까운 사람들의 이름을 쉽게 잊거나 하려던 이야기가 생각이 안 나는 경우가 많다. 이런 증상들이 심해지면 치매로 발전되기도 한다.

2. 도파민 수용체를 자극하는 도파민 효능제

이런 문제점을 보완하는 약재로 도파민 효능제가 있다. 인위적으로 도파민을 보충하는 레보도파와 달리 도파민에 반응하는 도파민 수용체를 자극함으로써 도파민이 분비되는 것과 같은 반응을 일으키는 약이다. 뇌의 선조체에서 도파민에 반응하는 수용체가 자극을 받으면 도파민이 분비된 것과 같은 반응이 일어나는데, 이 원리를 이용한 것이다. 도파민 효능제는 레보도파에서 일어나는 약효소실 현상을 보완해주고, 떨리는 증상과 몸이 서서히 굳는 현상을 완화시켜준다.

그렇지만 이 약물 역시 부작용이 있을 뿐 아니라, 절대 복용해서는 안 되는 환자들도 존재한다는 한계가 있다. 약을 복용하면서 속이 울렁거리고 구토나 식욕저하 등이 일어나는 것이다. 게다가 고령의 환자가 복용할 경우 환각이나 망상이 일어날 수 있다는 문제도 있다. 환각은 물건이 없는 자리에 물건이 있다고 착각하거나 아무도 없는데 누군가 보인다고 믿는 등의 시각적인 문제이다. 망상은 잘못된 믿음으로, 배우자가 외도했다고 의심하거나 누군가 돈을 훔쳤다고 믿는 등의 정신증상이다. 파킨슨병 말기에 치매가 온 환자일 경우엔 더더욱 이 약물을 복용해서는 안 된다. 이외에 간이나 신장에 장애가 있는 환자, 위궤양이나 십이지장궤양이 있는 환자들 역시 주의해야 한다.

3. 이외의 보조적 약물

레보도파와 도파민 효능제 외에도 도파민의 분해활동을 방해하여 수명을 길게 유지하도록 작용하는 새로운 형태의 약인 셀레질린이 있다. 도파민을 분해하는 건 MAO-B라는 효소인데, 이를 억제해주는 것이 바로 셀레질린이다.

약을 복용하는 시기가 길어질수록 몇 개의 약을 함께 복용하는 환자들이 많다. 부작용을 없애면서 부족한 부분은 다른 걸로 채워줄 수 있기 때문이다. 이처럼 셀레질린과 레보도파를 함께 복용하면 레보도파의 약효가 더 커질 뿐 아니라 지속효과도 길어지는 장점이 있다. 하지만 소화기장애가 나타날 수 있고, 고령자의 경우 앉았다 일어설 때 넘어지거나 실신하는 기립성 저혈압이 나타날 수 있다.

아만타딘이라는 약제는 도파민을 분비하는 흑질의 신경세포를 자극하여 도파민의 분비를 촉진시킴과 동시에 분비된 이후 제 기능을 못하는 도파민의 흡수까지 촉진시키는 작용을 한다. 약물 자체의 효과는 미미하지만, 레보도파와 함께 병용하면 대표적 부작용의 하나인 이상운동 증상을 상당히 호전시킬 수 있다.

파킨슨병 치료제로 가장 오래전부터 사용되어 온 약은 항콜린 약이다. 선조체에는 도파민과 아세틸콜린이라는 두 종류의 신경전달물질이 존재하는데, 파킨슨병이 생기면 도파민의 분비가 확연히 줄어드므로 이 둘 사이에도 불균형이 생긴다. 즉 아세틸콜린이 상대적으로 과도하게 분비되는 것이다. 이때 둘의 균형을 되찾아주는 약이 바로 항콜린 약이다.

항콜린 약은 파킨슨병의 주요 네 가지 증상을 치료하는 효과가 매우 좋음에도 불구하고 부작용이 워낙 심해 레보도파만큼 대중적으로 사용되지 못하고 있다. 입이 바짝바짝 마르고, 시야가 뿌옇게 보이는 증상들이 나타나고 방광장애도 심해 소변이 잘 나오지 않을 뿐 아니라 밤에는 빈뇨증상이 심해 화장실에 자주 들락거려야 한다. 고령의 환자일 경우 환각장애가 심해지기도 한다.

제2장

한방에선
어떻게 파킨슨병을
치료할까?

01 멈춤 치료 아닌 개선을 목적으로

병의 원인을 바라보는 관점은 한의학과 양의학이 비슷하다.

양의학에서는 대부분의 병의 원인을 염증이라고 설명한다. 실제로 양의학의 경우 염증이 생긴 위치에 따라 병명이 결정되는 경우가 많다. 염증이 위장에 있으면 위염, 대장에 있으면 대장염, 췌장에 있으면 췌장염인 것처럼 말이다. 이처럼 어떤 병이든 염증의 문제는 존재한다.

이와 마찬가지로 한의학에는 십병구담(十病九痰)이라는 개념이 있다. 《동의보감》에 나오는 말인데, '열 개의 병이 있으면 그중 아홉 개는 담(痰)'이란 뜻이다. 여기서 담이란 몸에서 분비되는 비정상적인 체액을 의미한다. 그리고 체액은 몸의 염증으로부터 생기는 것을 포함하고 있다. 따라서 표현만 다를 뿐 양의학과 한의학에서 말하는 병의 원인은 상통한다.

이제 이 원리를 파킨슨병에 적용시켜보자.

양의학으로 접근해보면 파킨슨병은 뇌의 흑질에 염증이 반복되어 도파민을 분비하는 신경세포가 파괴되고 괴사되면서 20퍼센트만 남았을 때 생기는 병이다. 최근에는 면역학적인 접근을 통해 면역물질로 인한 염증반응이라고 해석하기도 한다. 한의학에서도 염증의 반복과 비정상적인 체액인 담음이 체내에 쌓이면서 결국엔 뇌신경이 손상되어 떨림과 경직 등의 증상이 생기는 것으로 본다. 역시 같은 이치다.

대증요법의 한계를 넘어선 근본치유법

그렇다면 치료법은 어떨까? 양의학에서는 증상의 발현을 막는 데 집중한다. 가장 대표적인 치료제인 레보도파의 원리 역시 병으로 인해 부족해진 도파민을 약재로 채워주는 것이다. 그런데 3년 이상 매일 약을 먹어도, 약을 끊으면 병증이 다시 드러난다. 그래서 평생동안 약을 먹어야 하는데, 복용하는 기간이 길어질수록 몸에 내성이 생겨 약효가 떨어지거나 부작용들이 생긴다. 마치 쑤시고 아픈 부위에 파스 한 장을 붙이는 것과 같다. 파스를 붙였을 때엔 당장 통증이 느껴지지 않지만, 파스를 떼면 다시 아파오는 것 같은 임시방편식의 대증요법인 셈이다.

반면 한의학에서는 아직 파괴되지 않은 도파민 신경세포의 기능을 살리는 데 주목한다. 즉 대증요법이 아니라 자생력을 키워주는 것이다. 꾸준한 치료가 필요하지만 내성이나 부작용이 없고 점차 몸이 점차 활력을 되찾는 것이 장점이다.

더불어 병으로 인해 생기는 부정적인 감정들을 이겨낼 수 있는 힘까지 생김으로써 삶의 질이 달라지는 것, 이것이 바로 한의학 치료의 궁극적인 목적이다.

최씨는 50대 남성으로, 처음 내원했을 때는 인대 파열과 타박상이 심한 상태였다. 심한 보행장애 때문에 걷다가 얼마나 자주 넘어졌는지 무릎이 다 까지고, 어깨에 타박상이 생겨 있었다. 언어장애가 심해 보호자인 아내를 제외하곤 나를 포함해 다른 사람들은 그의 말을 알아듣기가 힘들었다. 파킨슨병 중증도 4,5기였다.

그런데 봉약침을 비롯한 다양한 약침, 한약 그리고 대체요법 등으로 6개월간 꾸준히 치료한 결과, 비록 짧은 거리지만 혼자서 넘어지지 않고 걸을 수 있게 되었다. 그가 하는 말 역시 알아들을 수 있을 만큼 좋아졌다. 이제는 문진할 때 최씨의 아내가 통역을 해주지 않아도 나와 직접 대화가 가능할 정도이다. 단 몇 개월 만에 3기로 호전이 된 것이다.

다양한 치료법으로 그때그때 다르게

환자에 따라 다각적인 맞춤 치료법을 통해 개개인의 면역력을 키워주는 것도 한의학의 장점이다. 환자의 몸 상태를 살피고〔望診,

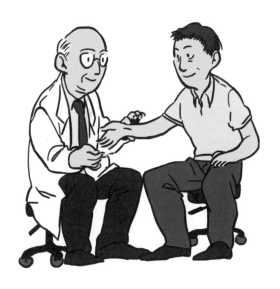

망진〕, 환자에게 증상에 관해 묻고〔問診, 문진〕, 환자의 말을 잘
듣고〔聞診, 문진〕, 맥을 짚는〔切診, 절진〕, 4진의 진찰을 통해 종
합적인 처방을 내리는데, 이를 변증론치라고 한다.

앞으로 소개할 다양한 치료법들은 여러 환자에게 동시에 사용되
기도 하지만, 그때그때 환자의 몸 상태에 따라 그중 몇 개를 집중적
으로 선택하기도 한다. 마치 전쟁터에 나갈 때 칼 몇 자루만 들고
가는 것이 아니라, 각종 신식 총기를 함께 챙겨 상황에 따라 전술을
달리하는 것과도 같다. 적의 공격태세가 달라질 때마다 변화무쌍하
게 대처할 수 있는 유연성을 갖춰야 병을 잡을 수 있다.

전쟁터의 적이 상대 병사라면, 파킨슨병 환자의 적은 병증이다.
특정 병명에 한두 가지의 약제를 처방하는 양의학과 달리 한의학에

서는 다양한 접근법을 시도한다.

병증은 본래 변덕스러운 면이 있다. 한의학 치료를 시작하면 대개는 꾸준하게 좋아지지만, 그 과정은 마치 파도가 치는 것과 같다. 즉 좋아졌다 나빠졌다의 주기를 거듭하면서 호전되는 것이지 수직 방향으로 올곧게 상승하는 게 아니란 뜻이다. 파킨슨병만 그런 게 아니라 모든 병증의 호전이 그렇다. 약을 비롯한 약침을 받아들이는 환자의 컨디션 즉 감수성이 늘 똑같을 수 없고, 환자마다 각기 몸과 마음의 시스템이 다르기 때문이다.

그때그때 컨디션에 따라 호전도는 달라질 수밖에 없다. 때문에 단 한 가지의 치료법만으로 병을 다스리는 데는 어려움이 있다. 환자의 상태에 따라 체계적이면서도 유연하게 대처해야 한다.

환자마다 치료법이 달라야 한다

약에 대한 감수성이 달라지는 이유 역시 환자마다 제각각이다. 환자가 살아온 이력이 모두 다르기 때문이다. 유전자도 다르고, 성격도 다르고, 식습관도 모두 다르다. 현재 처한 환경 역시 모두 다르고, 문제가 생겼을 때 이를 이겨내는 면역력에도 각자 차이가 있다. 그래서 어떤 날은 약효가 좋았다가 어떤 날은 영 약효가 없다고 느끼기도 한다. 몸과 마음이 평소와 달리 예민해졌기 때문이다.

파킨슨병의 다양한 증상 역시 모든 환자에게 똑같은 강도로 나타나지 않는다. 어떤 환자는 유난히 떨림이 심한 반면 어떤 환자는 떨림은 그리 심하지 않은데 언어장애가 두드러진다.

40대 여성인 정씨는 1기였음에도 불구하고 유난히 떨림이 심했다. 원인을 살펴보니 파킨슨병에 갱년기 증세까지 겹친 상태였다. 화병이 생겨 가슴이 답답하고 두근거려 떨리는 증상이 유난히 더 두드러졌던 것이다. 이런 경우엔 파킨슨병을 다스리는 동시에 갱년기와 화병 치료를 병행해야 한다.

5개월 치료 후 그녀는 겉으로는 전혀 파킨슨병 환자처럼 보이지 않을 만큼 상태가 좋아졌다. 병증이 1기에서 0기로 개선된 것이다. 몸을 거스르지 않되, 개개인의 상태에 따라 치료법을 달리 적용하면서 면역력을 꾸준히 높인 덕이다.

02 언론과 학계가 주목한 임상 연구, 봉약침

요즘 파킨슨병 치료법 중 봉약침이 화제다. 파킨슨병 치료에 봉약침이 효과가 있다는 동물실험 논문이 발표되었을 뿐 아니라, 실제 효과를 본 환자들도 많이 늘어났기 때문이다. 실제로 필자 역시 파킨슨병을 치료할 때 봉약침을 주로 시술하고 있으며, 환자의 만족도 역시 매우 높다.

봉약침은 잘 알려진 것처럼 벌침을 말한다. 벌의 독주머니에 있는 봉독을 채취, 가공하여 약침액으로 정제한 후 경혈에 주입하는 치료법이다. 문제가 생긴 부위에 봉독을 주입하여 재생과 면역에 관련된 우리 몸의 세포들을 손상 부위로 끌어당겨 스스로 치유하게 하고 조직의 재생을 돕도록 하는 게 봉약침의 궁극적인 목적이다.

파킨슨병을 치료하는 원리 역시 조절T세포를 활성화시키는 세포 안의 팍스 P-3(Fox P-3)라는 전사인자를 증가시켜 조절T세포 기능을 강화시키는 것이다. 조절T세포의 기능이 강화되면 도파민 신경세포를 공격하는 소신경교세포와 염증성 면역물질이 억제되어 더이상 도파민 신경세포를 공격하지 못하게 된다.

소신경교세포는 일종의 포식세포다. 주로 혈액과 뇌의 경계를 이동하면서 조직 안에서 변성된 뉴런이나 이물질 등을 잡아먹는다. 이로써 물질의 운반과 파괴, 제거, 병원성 대사물질 청소 등의 중요한 역할을 한다. 그런데 문제는 이런 소신경교세포가 과도한 면역반응을 일으킬 경우, 도파민 신경세포를 파괴하는 염증유발 면역물질을 분비하는 것이다.

논문으로 밝혀진 봉약침의 효과

지난 2012년 10월 경희대학교 한의대 배현수 교수의 연구팀이 파킨슨병에 봉약침이 효과가 있다는 동물실험 논문을 발표해 언론의 주목을 받았다. 이 내용은 그해 면역학 분야 학술지인 〈뇌행동면역학〉 11월호에 실렸다.

연구진은 200여 종의 한약재 중 조절T세포 증강 효과가 탁월한 게 어떤 것인지 연구하다가 마침내 봉독을 발견해냈던 것이다. 사실 봉독은 이미 전통의학에서 류머티스성 관절염 등 면역과 관련된 난치성 질환 치료제로 두루 쓰이고 있었다. 소신경교세포의 과잉반응은 파킨슨병뿐 아니라 치매, 무도병과 같은 뇌신경 질환을 일으키는 원인이 되는데, 봉독이 소신경교세포의 과잉반응을 잠재워주는 효과가 있기 때문이다.

파킨슨병의 직접적인 원인은 규명할 수 없지만 사망한 환자들의 뇌 흑질을 살펴보면 소신경교세포가 다량으로 활성화되어 있음을 알 수 있다. 그래서 소신경교세포가 면역염증반응을 일으켜 신경세포가 퇴화되는 것이 바로 파킨슨병이라고 보는 것이다. 결국 소신경교세포의 면역반응과 염증유발물질의 분비를 억제하는 것이 도파민의 신경퇴화를 막는 중요한 포인트로 여겨지고 있다.

파킨슨병에 걸린 쥐들의 뇌세포를 되살린 봉약침

오른쪽 사진은 경희대 배현수 교수팀이 동물실험으로 봉독의 치료 효능을 시험한 결과이다. 실험쥐에 인위적으로 파킨슨을 유발하는 독성물질인 MPTP를 투여한 후, 다시 봉약침을 투여해 그 결과를 관찰한 것이다.

실험 결과 봉약침이 조절T세포를 강화시키는 것을 알 수 있었다. 봉약침으로 활성화된 조절T세포가 도파민 신경세포를 파괴하는 세포의 활동들을 억제해준 것이다. 최근 파킨슨병의 면역 관련 SCI 논문을 살펴보면 뇌 안에서 파킨슨병의 진행을 억제하는 데 있어서 조절T세포의 기능이 매우 중요하다는 사실을 알 수 있다. 본 연구를 통해 이러한 사실이 다시 한 번 확인된 것이다.

뇌 안의 소신경교세포가 지나치게 활성화되면 도파민 신경세포

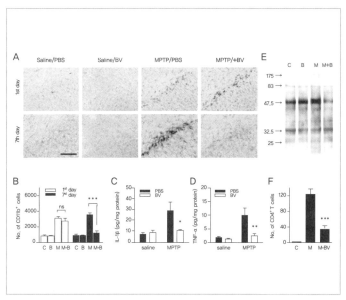

그림 A는 MPTP로 파킨슨병을 유발했을 때 뇌 안의 소신경교세포(Microglia)가 늘어났지만 봉약침으로 치료한 그룹에서는 줄어드는 결과를 보여준다. 이는 봉약침이 뇌 흑질의 도파민 신경세포를 파괴하는 소신경교세포(Microglia)를 억제하는 효과가 있음을 나타낸다.

• • •

그림 C와 D는 도파민 신경세포에 염증을 유발하는 면역물질인 인터루킨-1(IL-1)과 티엔에프-알파(TNF-alpha)를 봉약침이 억제한다는 내용이다.

• • •

그림 E는 도파민 신경세포를 파괴하는 활성산소(Reactive Oxidative Specises : ROS)를 봉약침이 억제한다는 실험 결과이다. 활성산소는 도파민 신경세포 내의 미토콘드리아를 파괴하고 파킨슨병을 악화시키는 원인으로 알려져 있다.

• • •

그림 F는 도파민 신경세포를 파괴하는 데 관련되는 보조T세포(CD4T-cells)를 봉약침이 억제한다는 내용이다.

를 파괴시킨다. 그런데 봉약침은 소신경교세포의 과잉활동을 억제해준다. 이로써 소신경교세포에서 분비되는 면역염증물질인 인터루킨-1(IL-1)과 티엔에프알파(TNF-alpha)가 억제되면서 더 이상 도파

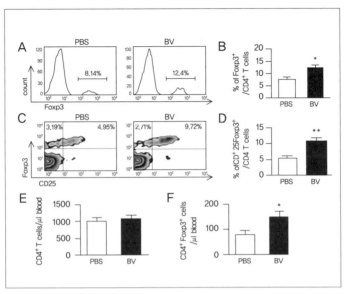

그림 A-F는 봉약침이 조절T세포(Tregs)를 활성화하는 팍스 p-3(Fox p-3)라는 세포 내 전사인자를 증가시켜 조절T세포(Tregs) 기능을 강화한다는 내용이다. 조절T세포(Tregs)의 기능이 강화되면 도파민 신경세포를 공격하는 염증성 면역물질(IL-1, TNF-alpha)과 소신경교세포(Microglia)가 억제되어 도파민 신경세포를 공격하지 못하게 된다.

민 신경세포를 파괴하지 않게 된다. 이것이 바로 봉약침이 조절T세포를 강화시켜주기 때문에 일어나는 현상들이다. 다시 말해 봉약침이 염증을 유발하는 소신경교세포를 억제해 도파민 분비 신경세포를 보호하는 효과가 있음이 증명된 것이다.

SCI저널에 실린 봉약침의 파킨슨병 치료기전 논문

MPTP라는 독성물질로 파킨슨병을 유발시킨 쥐를 통해 봉약침이 신경염증을 억제하는지 아닌지를 확인하는 실험도 있었다. 경희대에서 실시한 이 실험의 결과, 파킨슨병에 걸린 쥐의 보조T세포 증가율이 첫날은 32퍼센트, 셋째 날은 46퍼센트로, 건강한 쥐와 비교할때 증가속도가 매우 빨랐다. 하지만 봉약침으로 치료한 후에는 신경세포를 파괴하는 보조T세포의 증가율이 첫째 날은 70퍼센트, 셋째 날은 78퍼센트로 정상 쥐와 비교할 때 증가속도가 느려졌다. 그만큼 도파민 신경세포 파괴 속도가 지연된 것이다.

또 봉약침 치료는 염증물질인 MAC-1(Macrophage Antigen Complex-1)과 iNOS(Inducible Nitric Oxide Synthase)를 억제하는 효과도 있었다. 이것은 모두 봉약침이 염증을 유발하는 소신경교세포를 억제함으로써 일어나는 현상들로, 봉약침이 도파민 분비 신경세포의 파괴를 보호하는 효과가 있다는 것을 의미한다(Bee venom reduces neuroinflammation in the MPTP-induced model of Parkinson's disease. Kim JI, Cho IH. Int J Neurosci 2011;121(4):209-17).

또 다른 실험도 있다. 식염수인 셀라인용액을 넣은 그룹과 인위적으로 파킨슨병을 유발하는 독성물질인 MPTP로 파킨슨병을 유발시킨 그룹, 마지막으로 MPTP로 파킨슨병을 유발시킨 후 봉약침으로 치료한 그룹, 총 세 개의 그룹으로 나누어 봉약침의 효과를 확인한 것이다. 그 결과 봉약침은 도파민 신경세포를 파괴하는 전사인자인 포스포-준(Phospo-Jun)을 억제해 도파민 신경세포를 보호하는 효과가 있다는 것이 증명되었다(Neuroprotective effect of bee venom pharceutical acupuncture in acute 1-methyl-4-phenyl-1,2,3,6-tetrahydropyridine-induced mouse model of Parkinson's disease. Doo AR, Park HJ. J Neurol Res 2010;32(Suppl. 1):88-91).

파킨슨병 환자들의 봉약침 임상 결과

그렇다면 실제 파킨슨병에 걸린 환자에게 봉약침을 시술하면 어떻게 될까? 경희대 박성욱 교수 연구팀은 파킨슨병 환자로 진단받고 치료제를 복용 중이던 43명을 대상으로 임상시험을 했다.

먼저 연구팀은 43명 중 무작위로 18명을 뽑아 봉약침군으로 정한 후, 1:20,000으로 희석한 봉독액을 양측의 풍지혈, 곡지혈, 양릉천혈, 족삼리혈, 태충혈에 각각 0.1씨씨를 주입했다. 또 17명은 침치료군으로 정해 봉약침군과 같은 혈자리에 파킨슨병에 효과적인 침술을 시행했다. 연구는 일주일에 두 번씩 8주간 진행되었으니, 환자들은 각각 16번의 봉약침과 침술 치료를 받은 셈이다. 다른 치료법은 일절 쓰지 않았으며 늘 같은 혈자리에 일정한 양의 봉약침과 그 외의 약침만 썼다. 나머지 대조군은 침과 봉약침을 쓰지 않고 대기시켰다.

8주 후, 봉약침군과 침치료군의 환자들에게서 변화가 나타났다. 파킨슨병 평가점수가 32.0점에서 24.0점으로 개선된 것이다. 파킨슨병 평가점수는 운동 기능, 일상생활 기능, 균형 잡기, 15미터 왕복 보행속도 등을 각각 체크하는 항목으로, 점수가 낮아질수록 상태가 개선되었음을 말해준다.

침치료군 역시 40.0점에서 33.0점으로 점수 변화가 있었다. 특히 운동능력 부분에서 봉약침군은 15.0점에서 10.0점으로, 침 치료군은 17.0점에서 13.0점으로 확연한 효과를 보였다.

또 봉약침군은 일상생활 기능에 대한 평가지표에서도 9.0점에서 7.0점으로 좋아졌다. 이외에 균형 잡기, 15미터 왕복 보행속도에서 봉약침군은 통계적으로 의미있는 호전을 보였으며 침 치료군은 우울증 정도가 17점에서 12점으로 개선됐다.

이 임상시험을 통해 봉약침요법과 침 시술이 파킨슨병 환자들이 겪는 대표적인 불편함을 상당부분 개선시켜주고 있음이 밝혀졌다. 특히 부작용과 내성이 없는 안전한 개선이라는 점에서 눈여겨봐야 할 부분이다.

가장 이상적인 치료 횟수는 일주일에 3회

그렇다면 파킨슨병 환자들은 봉약침을 얼마나 자주 시술받아야 효과를 볼 수 있을까? 일주일에 3회가 가장 이상적이지만 봉침의 농도는 환자마다 다르게 투여한다. 기본적으로 성별과 나이, 체력 그리고 성향까지 고려해 양을 조절한다. 혹시라도 가렵거나 붓지 않을까 하는 우려는 하지 않아도 될 만큼 봉독의 양은 최소 0.1에서 최대 1까지 조절이 가능하다. 또, 같은 환자라 해도 그날의 컨디션에 따라 강도를 다르게 할 만큼 섬세하게 접근한다. 시술 시간은 20~30분 정도이며, 침 시술 후엔 곧바로 몸 상태가 어떻게 달라졌는지 스스로 체크해볼 수 있다.

상태 호전의 정도는 병원의 복도를 걸어보는 것만으로도 알 수가 있다. 침을 맞기 30분 전에 비해 다리를 저는 것이 줄었으며 팔을 흔드는 모습도 자연스러워졌다는 걸 느낄 수 있다.

물론 이렇게 만족스런 상태로 집에 돌아간 이후, 다시 예전의 불편한 증상이 또 고개를 치켜들 것이다. 그래서 이틀 후에는 다시 나빠진 상태를 좋은 쪽으로 끌어올려야 한다. 이렇게 좋아졌다 도루묵이 되었다를 반복하면서 더 나은 상태로 한 단계 점프하는 것이다.

03 휠체어 없이는
생활이 안 될까?

양릉천혈과 태충혈에 약침을 꽂아 운동신경을 자극한다

파킨슨병은 중증도 3기부터 보행에 큰 어려움이 생긴다. 병증이 더 진행되어 4기 때부터는 주로 의자에서 생활해야 하므로 보호자가 없이는 거동이 거의 불가능해진다. 그러다 5기에는 휠체어와 침대를 벗어나지 못하게 된다. 약물을 지속적으로 복용해도, 시기만 늦춰질 뿐 결국은 이 단계를 거치게 된다.

환자들이 한의원을 찾을 때는 보통 3기가 지난 후다. 약을 먹는데도 병세가 악화되니 두려움이 생겨 다른 출구를 찾고자 고군분투하는 시기가 바로 이때이기 때문이다. 그리고 거동에 문제가 있어 외출이 어렵다고 호소한다. 한의원 역시 혼자 오지 않고 보호자와 함께 온다. 걷고 움직이는 것도 문제지만, 이때쯤 되면 언어 쪽에도 장애가 생겨 보호자의 통역이 있어야만 낯선 사람과 의사소통이 가능해지기 때문이다.

일어서기도 힘들었던 김씨가 혼자 지하철을 탄 비결

70세 남성 김씨는 4기 환자였다. 의자에 앉았다 일어서려면 심호흡을 하면서 여섯 번을 시도해야 거우 일어설 수 있었다. 주로 아내가 운전하는 차로 이동을 하는데, 차에서 한 번 내리려면 20~30분은 걸린다고 했다. 이쯤 되면 생활의 질이 현저히 떨어져 컨디션이 정상이 아닐 수밖에 없다. 김씨의 아내는 남편이 짜증을 너무 많이 내 딴사람 같다고 걱정을 했다.

김씨의 치료를 위해 2부에서 소개한 모든 요법을 총동원했다. 워낙 개선 의지가 강한 환자였기에 모든 치료에 적극적이었다.

거동이 불편한 그에게 제일 먼저 집중적으로 시술한 것은 봉약침을 비롯한 약침술이었다. 약침으로 운동신경을 자극해 앉았다 일어설 때 문제가 없도록 하고, 제대로 걸을 수 있게 하기 위함이었다. 실제로 이것은 불가능한 일이 아니다. 꾸준히 도파민 신경치료를 하면 흑질과 선조체의 시스템이 재가동되어 죽어 있던 운동신경들이 살아나기 때문이다. 침 자리는 주로 근육운동에 관여하는 양릉천과 태충혈이다.

침 시술은 파킨슨병 환자들에게 이미 오래전부터 사용되던 치료법이다. SCI 저널에 실린 논문만도 여러 편이다.

파킨슨병 환자 10명의 양릉천에 약침을 놓은 결과 기저핵과 시상대뇌피질회로의 순환이 원활해져 운동기능이 개선된 것이 자기공명영상인 MRI 촬영으로 확인이 되었다(Acupuncture inhibits microglial activation and inflammatory events in the MPTP-induced mouse model. Kang JM, Kim YS. Brain Res 2007;1131(1):211-9).

근육의 운동 조절을 가능케 하는 1차 기관은 바로 기저핵이다. 그리고 시상은 기저핵으로부터 이어지는 출력기관으로 운동피질과 연결되어 있어 운동 활동을 가능하게 하는 곳인데, 약침으로 바로 이곳들을 자극하는 것이다.

6개월간의 치료 후 김씨는 컨디션이 좋은 날 혼자서 집 밖으로 나가 전철을 탈 수 있게 되었다. 전철만 탄 게 아니라 다시 버스를 갈아타고 예전에 다니던 치과에 갈 만큼 상태가 좋아졌다. 다만 차에서 내리기 2~3분 전에 미리 일어서는 연습만 하면 되었다. 더 이상 앉았던 자리에서 못 일어나 목적지에서 내리지 못하면 어쩌나 하는 걱정을 하지 않아도 된 것이다.

이 정도면 4기에서 3기로 호전이 된 상태다. 대단한 치료 효과다. 물론 환자 스스로 모든 치료에 적극적이었고, 병을 이겨내고 싶은 강한 의지가 치료 효과를 더욱 높였을 것이다. 이제 김씨가 중도에 치료를 그만두지 않는 한, 다시 4기로 나빠질 일은 없을 것이다.

꾸준한 치료의 중요성

20명의 파킨슨병 환자에게 침 치료를 한 결과 85퍼센트의 환자들이 전반적으로 증상이 호전되었다는 내용의 논문도 있다(Acupuncture therapy for the symptoms of Parkinson's disease. Shulman LM, Konelfal J. Mov disord. 2002;17(4):799-802). 떨림 때문에 힘들었던 글쓰기나 수저 들기, 키보드 치기 등이 수월해졌고, 우울증이나 분노 역시 개선이 되었다는 내용이다.

봉약침뿐 아니라 파킨슨병 치료를 위해 사용되는 약침들은 도파민 신경세포를 파괴하는 소신경교세포와 염증물질의 과잉활동을 억제해준다. 그래서 파킨슨병에 문제가 되는 선조체와 흑질의 신경들을 보호해주는 것이다. 결국 뇌신경 사이의 혈행이 원활해져 뇌신경이 튼튼해지는 것이 바로 침 치료의 효과인 셈이다.

약침 치료는 지속적이고 꾸준하게 시술되어야 한다. 파킨슨병의 특성이 진행성이기 때문이다. 가능하다면 일주일에 3회씩 치료를 받기를 권한다.

70대의 남성 환자 ㄱ씨는 지금도 직장생활을 하고 있는데, 파킨슨병이 진행되어 직장생활을 계속하지 못할까 봐 항상 걱정이었다. 병원을 다니며 약을 먹지만 하루하루 기운이 떨어지는 것은 물론 걷는 모습이 남들과 달랐다. 스스로도 걷는 게 어려워졌다는 것을 느끼고 한방 치료를 시작하게 되었다.

ㄱ씨에게는 한약과 봉침을 처방하여 치료했다. 치료를 시작한 지 3개월이 지나자 걸음이 안정되었고 팔 흔드는 모습도 정상인과 다를 바가 없게 되었다. 체력도 한의원 치료 전보다 월등히 좋아져서

업무가 많은 날도 예전보다 훨씬 수월하다고 한다. 이제는 직장에서도 이상한 눈초리로 보는 사람이 없어서 본인이 원하는 대로 안심하고 일을 하고 있다.

앞에서도 강조했지만, 파킨슨병은 치료가 어려운 병이다. 치료를 꾸준히 하면 앞 단계로 역주행할 수 있지만, 멈추면 뒤쪽 단계로 후진할 수밖에 없다. 치료를 생활의 일부라 생각하고 꾸준하게 노력해야 하는 건 너무도 당연하고 중요한 일이다.

파킨슨병과 파킨슨증후군 치료를 위한 주요 혈자리

1) 양릉천 : 근(筋)의 회(會)혈이라고 불릴 만큼 근육의 문제를 치료하는 효과가 크다. 근경련, 근떨림, 반신불수, 상지마비, 하지마비 등에 효과가 있다. 족소양담경의 토(土)혈이다.

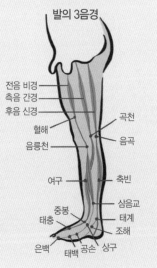

발의 3양경

환도
풍시
위양
양릉천
비양
광명
곤륜
구허
경골
발의 전양위경
측양담경
후양 방광경 (바깥줄)
양구
양관
족삼리
풍륭
해계
충양
지음
족임읍

2) 태충 : 간기능계의 질병을 다스리며 간열과 간화가 상충되어 뇌기능이 손상되는 것을 예방하는 효과가 있다. 근떨림, 근경직, 화병, 눈떨림, 소변빈삭(소변을 조금씩 자주 누는 증상), 변비, 불면증 등에 효과가 있다. 족궐음간경의 토(土)혈이다.

발의 3음경

전음 비경
측음 간경
후음 신경
혈해
음릉천
여구
중봉
태충
은백
태백
공손
상구
곡천
음곡
축빈
삼음교
태계
조해

3) **합곡** : 대장경의 기능을 정상화하
여 변비와 복통을 해소해주며 두통,
이명, 신경쇠약, 시력장애, 언어장애
등 뇌신경 관련 치료에 효과가 있다.
수양명대장경의 원(原)혈이다.

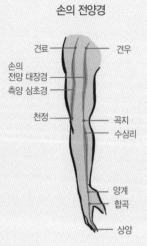

손의 전양경

견료

손의
전양 대장경
측양 삼초경

천정

견우

곡지
수삼리

양계
합곡
상양

4) **곡지** : 대장경의 질병과 근육 이상을 치료하고 팔다리 근육 경련, 안
면마비, 고혈압, 상지마비, 상지무력증, 두통 등의 증상을 완화시킨다. 수
양명대장경의 토(土)혈이다.

5) **족삼리** : 위경락과 관련된 질병을 치료하고 다리 근육의 떨림과 경직
을 치료한다. 위장기능 이상으로 인한 메슥거림, 어지럼증, 소화장애를
개선하고 상기된 열을 내려주는 역할을 한다. 반신불수, 팔다리 마비 등
을 치료한다. 족양명위경의 토(土)혈이다.

6) **풍지** : 삼초경과 담경상의 질병 치료에 사용되고 어지럼증, 중풍, 뇌질
환, 뇌신경 쇠약, 불면증, 시신경 위축, 이명, 반신불수, 하지무력증을 치

료한다. 수소양삼초경과 족소양담경의 교차혈이다.

7) 인당 : 양 눈썹의 중간에 있
는 혈자리로, 뇌와 관련된 질
환에 주로 사용한다. 반신불
수, 치매, 기억력장애, 중풍, 두
통 등에 사용한다. 독맥의 혈
자리이다.

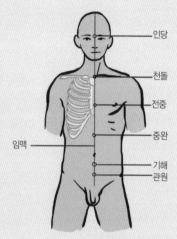

8) 백회 : 독맥경의 질병을 치
료하며 뇌출혈, 건망증, 두통,
시력장애, 우울증, 불면증, 반
신불수, 하지무력, 팔근육 경
직, 보행장애 등에 사용한다.
독맥의 혈자리이다.

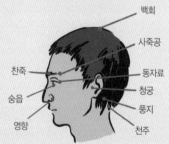

9) 무도진전제어구(舞蹈震顫制御區) : 두침요법에서 침을 놓는 자리로
파킨슨병과 무도병을 치료하는 부위이다.

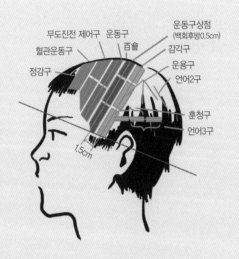

무도진전 제어구 운동구
혈관운동구 百會
정감구
운동구상점
(백회후방0.5cm)
감각구
운용구
언어2구
훈청구
언어3구
1.5cm

파킨슨병과 파킨슨증후군을 치료하는 침법

1) **사암침법** : 한의학의 오행이론을 바탕으로, 환자의 증상을 진찰한 후에 무너진 오행 밸런스를 맞춰준다. 이로써 병이 생긴 몸 상태를 정상적인 상태로 되돌릴 수 있도록 자극하는 치료법이다.

2) **두침요법** : 대뇌피질의 기능과 관련한 두피의 상응부위에 침을 놓아 질병을 치료하는 방법이다.

3) **체침요법** : 전통 한의학의 혈자리 치료법에 따라 환자의 증상에 맞춰 혈자리를 선택하여 치료하는 방법이다.

04 왜 나만 이런 병에 걸린 거지?

파킨슨병의 불청객 우울증·분노, 약침으로 잠재운다

  파킨슨병 진단을 받은 대다수의 환자가 분노감에 시달린다. 남들은 다 괜찮은데 왜 나만 이런 병에 걸린 거지 하는 괴로움이 우울증과 분노를 만들어내는 것이다. 게다가 파킨슨병은 남들한테 쉬쉬할 수 있는 병이 아니다. 병이 진전될수록 더 이상 남들에게 병증을 감출 수 없게 되기 때문이다. 2기만 되어도 사람들의 눈빛이 이상해진다. 자기 관리에 투철하고 남의 이목에 민감한 사람일수록 그런 눈빛을 견디기 힘들 것이다.

  몸이 부들부들 떨리고, 다리를 절게 되면 분노감은 더 심해진다. 평소와 똑같이 걷고 싶지만, 절룩거리다 이내 중심을 잃고 넘어질 때는 엄청난 좌절감과 분노에 휩싸인다. 인간이 가장 견디기 힘든 감정 중의 하나가 바로 수치심 아니겠는가. 병증을 스스로 통제할 수 없기에 수치심은 더 깊어질 수밖에 없다.

행복호르몬의 부족으로 생기는 우울증

파킨슨병 환자의 경우 이런 감정들을 스스로 잘 다스리려 해도, 뜻대로 잘 안 될 때가 많다. 바로 도파민이란 호르몬 때문이다. 도파민은 잘 알려져 있는 것처럼 우리가 행복한 감정을 느끼게 만드는 호르몬이다. 남녀가 사랑을 할 때 뇌 속에서 활발하게 분비되는 것이 바로 도파민이다. 사랑을 시작하면 먹지 않아도 배가 부르고, 세상이 핑크빛 모드로 변하는 것도 바로 도파민 덕분이다.

그런데 파킨슨병에 걸리면 도파민 분비가 제대로 되지 않는다. 당연히 매사에 부정적이고 짜증이 나면서 우울감이 생긴다. 환자가 아무리 노력해도 감정조절이 잘 되지 않는다. 게다가 도파민 분비에 문제가 생기면 세로토닌과 같은 다른 신경전달물질 분비에도 이상이 생긴다. 세로토닌 역시 우리의 기분을 좋게 만들고 정서적인 안정을 느끼게 해주는 호르몬인데, 이런 호르몬들이 차단되는 것이다.

마음을 다잡고 치료에 집중해 보려고 해도, 마음의 지옥 상태를 경험할 수밖에 없는 이유들이다.

뇌신경을 다잡으면 감정도 잡힌다

이런 감정적인 변화들 때문에 많은 환자들이 불면증까지 겪게 된다. 엎친 데 덮친 격이 아닐 수 없다.

그런데 이런 감정 변화들은 침으로 호전될 수 있다. 침이 도파민 신경세포를 살려주기 때문이다. 실제로 파킨슨병 환자 중 우울증을 호소하는 75명의 환자에게 침 치료를 시행한 결과, 우울증이 개선되는 효과를 보였다(The relevance between symptoms and magnetic resonance imaging analysis of the hippocampus of depressed patients given electro-acupuncture combined with Fluoxetine intervention-A randomized, controlled trial). 감정적인 충격으로 손상된 해마세포의 기능이 되살아나 그 영향으로 부정적인 감정의 배설작용이 활발해진 것이다.

동물을 상대로 한 실험에서도 약침은 효과를 보였다. 스트레스 모델 쥐의 신문혈에 침 치료를 한 결과 시상하부와 뇌하수체, 부신의 시스템이 조절돼 스트레스로 인한 분노가 잠잠해진 것이 확인되었다(Effect of acupuncture on hypothalamic-pituitary-adrenal system in maternal separation rats. Park HJ, Chung JH. Cell Mol Neurobiol 2011;31(8):1123-7).

파킨슨병 환자들의 감정 변화를 그대로 방치하면, 쉽게 흥분하고 짜증내는 성격으로 변화된다. 그러다 병증이 심해져 환각 장애까지 겹치면 공포감이 더 심해져 더욱 예민하고 초조해질 수밖에 없다. 마음과는 달리 걱정거리가 끊이질 않고, 사는 게 재미없다고 느껴지고, 슬픔과 좌절이 깊어지면서 환자뿐 아니라 보호자도 함께 힘들어질 수밖에 없다.

　이런 경험은 당사자와 가족이 아니면 이해하지 못할 만큼 고통의 늪이 깊다. 병증이 더 심해지기 전에 꾸준한 치료로 감정의 근육을 튼튼하게 만들어야만 병을 이겨낼 수 있다는 사실을 명심하자.

두침요법으로 파킨슨병 잡기!
봉약침, 두피에 직접 꽂는다

두침요법은 대뇌피질의 기능과 관련한 두피의 상응부위에 침을 놓아 질병을 치료하는 방법이다. 말 그대로 뇌 자극 부위에 직접 침을 꽂는 것이다. 두침은 1965년 중국 산서성의 초순발 정신과 의사에 의해 처음 개발되었다. 대뇌생리학을 기초로 두침을 개발하고 연구한 초순발 의사는 두뇌의 각 부위를 자극구로 설정했다. 운동구, 감각구, 언어구, 평형구, 생식구 등이 그것이다. 이 가운데 파킨슨병 환자를 치료하는 데 도움이 되는 구는 무도진전제어구(舞蹈震顫制御區)이다.

파킨슨병뿐 아니라 소아무도병 증세를 호전시키는 데도 사용되는 부위다. 이곳에 침을 놓으면 운동신경계가 자극이 되어 혈행이 개선되면서 떨림이나 경직 등의 증상들이 호전된다.

여기서 잠깐! 필자는 두침을 놓을 때 봉약침을 비롯한 약침을 주입한다. 봉약침 등은 근육운동과 상응하는 몸의 혈자리에 놓기도 하지만, 직접 머리에 꽂아 주입할 수도 있다. 당연히 두 가지를 병행하면 훨씬 효과가 좋다. 단, 두침요법은 환자의 컨디션에 따라 약물의 양이나 횟수를 조절할 필요가 있다.

체질별·증상별로
꼭 맞춘 탕약, 신선탕

증상 하나하나에 집중하는 양의학과 달리 한의학에선 각 증상들 사이의 연계성에 집중한다. 병이 생긴 이유를 하나하나 따져들어 그 근본원인을 밝혀내는 것이다. '병증을 변별하여 치료를 논한다'는 뜻의 변증론치(辨證論治)는 바로 이런 관점에서 탄생한 것이다.

파킨슨병의 대표적인 증상은 떨림이다. 한의학에서는 그 원인을 간에 풍(風), 즉 바람이 들었기 때문이라고 본다. 이를 간풍이라고 한다. 사람을 하나의 우주로 보고 오행이론(목, 화, 토, 금, 수)으로 나누어볼 때, 간은 목(木) 시스템에 해당한다. 파킨슨병의 떨림과 경직, 느릿한 움직임, 자세 불안정이 바로 이 목 시스템 안에 포함된다. 결국 파킨슨병이란 목 시스템 중의 하나인 간기능계에 문제가 일어나 생기는 병이다. 간음 또는 간혈의 부족으로 간열이 상승해 신경 손상이 일어났고, 이로 인해 떨림이나 강직의 현상이 나타나는 것이다. 그래서 파킨슨병을 간풍내동이라고 표현하기도 한다.

담음이란 위에서 언급했듯이 양의학에서 말하는 염증을 포함하는 말이다. 염증의 반복과 비정상적인 체액인 담음이 체내에 쌓이면서 결국엔 뇌신경이 손상된 것으로 보는 것이다. 이런 증상을 해결하기 위해 필자는 파킨슨병 환자들에게 신선탕이라는 낭약을 처방한다.

몸의 태평천하를 이루는 원리, 군신좌사

같은 파킨슨병이라고 해도 사람마다 증상이 다르고, 병의 진행속도도 다르다. 이를 치밀하게 판단한 후 약을 지어야 하는데, 이때 약물을 배합하는 원리가 바로 방제학의 군신좌사(君臣佐使)이다. 방제학은 복합된 약물 처방의 특성을 연구하는 학문으로, 변증에 의해 환자에게 최적화된 약물을 배합하고 결정한다.

군신좌사란 말은 정치제도에 견주어 약을 처방하는 데서 생겼다. 임금이 태평천하를 이루기 위해서는 신하들의 말 하나하나를 귀담아 들어야 한다. 그렇게 만들어진 정책이어야만 비로소 민심을 움직일 수 있다. 이것이 독재정치와 민주정치의 차이인 것이다. 병에 단 하나의 약만을 쓰는 것은 독재정치와도 같다. 반면에 다양한 약재를 배합해 몸을 이롭게 하는 것이 민주정치의 원리이다. 즉 약을 짓는 목적을 분명히 하되, 환자의 건강상태를 다각적으로 살펴 약재 하나하나의 역할과 몸에 미칠 영향력까지 모두 고려해 짓는 것, 그것이 바로 군신좌사인 것이다.

군(君)은 주로 질병을 치료하는 약재, 주약이다. 인삼이나 녹용처럼 성질이 강한 약재는 옆에서 보좌해줄 만한 신하가 필요한데, 이것이 바로 신(臣)이다. 신은 주약의 기능을 살핀 후 그 효능을 더해주거나 도와주는 역할을 한다. 좌(佐)는 주약에 협조하면서 때로 독성을 억제해주기도 하고, 주된 병증 이외 다른 증상들을 치료해주기도 한다. 마지막으로 사(使)는 약물이 병변 부위에 직접 도달할 수 있도록 이끌거나 약재들의 작용을 조화롭고 이롭게 만드는 역할을 한다.

이처럼 한 첩의 약을 만드는 일은 마치 나라를 다스리는 일처럼 섬세하고 꼼꼼함이 필요하다. 탕약에 쓰이는 약재들이 환자의 증상 변화, 체질의 강약, 성향과 성별 그리고 나이 등에 따라 세세하게 달라질 수밖에 없는 이유다.

날씨 변화로 심해지는 증상까지 다스린다

우리 몸은 날씨의 영향을 참 많이 받는다. 날씨가 궂을지 아닐지를 몸이 먼저 아는 경우도 많다. 나이가 든 노인일수록 이런 예견은 거의 틀림이 없는데, 이는 삶의 지혜라기보다는 그만큼 몸이 쇠약해졌기 때문이다. 몸에 습가나 한기가 많이 들었다는 게 더 정확한 표현이다.

파킨슨병 환자의 몸도 마찬가지다. 비가 오거나 날이 습하고 궂은 날엔 병증이 더 심해짐을 호소한다. 걸음이 어려워지거나 팔다리가 유난히 떨리고, 사지에 기운이 빠지면서 몸이 축축 처진다는 것이다.

이런 현상은 몸 안에 축축한 기운 즉 습사(濕邪)가 많아져서 발생하는 것이다. 파킨슨병 환자뿐 아니라 만성적인 질병을 앓고 있는 환자들이 공통적으로 느끼는 증상으로 몸에 염증이 반복되고 스트레스나 과로로 인해 몸에 담이 누적되어 나타나는 현상이다. 이럴 때를 대비해 신선탕에는 체내의 습기를 제거하는 약재를 배합한다.

습사뿐 아니라 한사(寒邪)도 문제다. 날씨가 추워지는 겨울철 혹은 에어컨 바람에 많이 노출되는 여름엔 환자의 몸이 더 굳어져 움직이기가 힘들어진다. 몸의 냉기 때문에 일어나는 증상들이다. 건강한 사람은 별 영향을 받지 않지만, 오랫동안 몸 안에 염증이 있었던 사람들은 몸에 냉기가 들기 쉽다. 추위를 많이 타거나 혈액순환이 잘 안 되는 사람들도 냉기가 생겨 비슷한 증상을 호소한다.

신선탕을 지을 때는 찬바람만 불면 증상이 심해져 몸과 마음이 더 위축되는 환자들을 위해 한사를 제거하는 약재도 함께 쓰고 있다.

증상별로 달라지는 신선탕

1. 간양화풍(肝陽化風)

증상

- 어지럽고 넘어질 것 같다.
- 제대로 걷기가 힘들다.
- 팔다리가 뻣뻣하게 굳고 떨린다.
- 발음이 잘 안 되는 언어장애가 있다.
- 팔다리가 꿈틀대듯 움직인다.
- 머리가 짓눌리는 듯한 통증이 있다.
- 혀가 유난히 붉고 맥이 가늘며 날카롭다.

원인

원래부터 음허한 체질인데다 간의 지나친 양기가 화가 되어 내풍이 발생했다. 이 때문에 머리가 짓눌리듯 아프면서 어질어질할 뿐 아니라 몸이 마비되고 근육이 파르르 떨리면서 수족이 떨리고 말이 잘 나오지 않게 된다.

열이 위로 상승하고 하체엔 기운이 통하지 않으니 걷는 게 불안하고 마치 허공에 붕 떠 있는 듯한 착각에 빠지게 된다. 또 진액이 메말라 담이 생기면서 갑자기 정신을 잃고 쓰러질 수도 있다. 그리

고 담이 경락을 따라 다니면서 기혈이 막혀 손발이 떨리고, 어질어
질하여 걸음이 제대로 안 걸어진다.

다스리기

자음평간식풍(滋陰平肝熄風) : 음을 보하고 과노한 간기능을 조
절하며 내풍을 억제해준다.

탕약 처방

1) 인혈하행(引血下行) : 감정 기복이나 예민한 성격 때문에 생긴
혈행 문제를 개선하는 약재들을 배합.

2) 잠양진역(潛陽鎭逆) : 과로 혹은 감정적인 문제로 몸의 열이
위로 상승해 뇌기능을 약화시키는 것을 치료하기 위한 약재들
을 배합.

3) 유간식풍(柔肝熄風) : 간계 시스템의 문제로 인해 생긴 간풍이
뇌기능에 영향을 미치는 것을 치료하는 약재들을 배합.

4) 장수자간(壯水滋肝) : 간기능계에 영양을 공급해줌으로써 간
시스템을 정상화시키는 약재들을 배합.

5) 청금제목(淸金制木) : 폐기능계를 보강함으로써 간기능계를 정
상화시키는 약재들을 배합.

6) 유간화중(柔肝和中) : 간기능계의 불안정을 개선, 정상 기능으
로 회복시키는 약재들을 배합.

7) 청간열(淸肝熱) : 간의 열을 내려서 뇌손상이 일어나지 않도록 하는 약재들을 배합.

8) 서간울(舒肝鬱) : 스트레스나 화병으로 인한 뇌기능 장애가 일어나지 않도록 하는 약재들을 배합.

9) 사간기(瀉肝氣) : 간의 기운이 과다하게 뇌에 작용하지 않도록 하는 약재들을 배합.

10) 진간식풍(鎭肝熄風) : 간기능계를 진정시켜 간풍으로 뇌를 손상시키지 않게 하는 약재들을 배합.

11) 보신렴간(補腎斂肝) : 신기능계를 보강함으로써 과도해진 간기능계를 정상화하는 약재들을 배합.

12) 거담제풍(去痰除風) : 체내의 비정상적인 체액을 제거함으로써 간풍으로 인해 뇌손상이 생기는 것을 예방하는 약재들을 배합.

2. 열극생풍(熱極生風)

증상
- 팔다리가 땡기고 굳는다.
- 팔다리가 떨리고 경련이 인다.
- 마음이 불안하여 좀처럼 가만히 있질 못한다.
- 정신이 혼탁하고 헛소리를 한다.

- 혀가 유난히 붉거나 핏기가 없다.
- 맥이 날카롭고 빠르다.

원인

치솟은 불기운이 간경락을 위축시키며 심장을 과하게 자극하여 생긴다. 지나친 화기가 진액을 손상시켜서 고열이 나고 입이 바짝 마르게 된다. 또 열이 궐음경에 들어가 근육과 혈관이 영양을 공급받지 못하며 내풍이 심해져 몸에 경련이 일어난다.

심포로 들어간 열로 인해 심신이 가만히 있질 못하고 좌불안석, 불안해진다. 혀의 색이 붉고 맥이 날카로운 것 역시 열기운이 위로 솟구쳤기 때문이다.

다스리기

청열량간식풍(淸熱凉肝息風) : 간열을 내리고 간열로 인한 내풍을 없애준다.

탕약 처방

1) 양간식풍(凉肝熄風) : 간열을 내려줌으로써 간풍이 위로 뻗쳐 뇌기능을 손상시키지 않도록 해주는 약재들을 배합.
2) 화담청열(化痰淸熱) : 체내의 비정상적인 체액인 담을 제거하여 몸에 나쁜 체열을 내려주는 약재들을 배합.

3) 완화간급(緩和肝急) : 분노와 같은 감정 상태 때문에 긴장된 간 기능계를 완화시켜주는 약재들을 배합.

4) 화음자혈(化陰滋血) : 체내 구조물의 체액과 혈액의 기능을 정상화시키는 약재들을 배합.

5) 통락거담(通絡祛痰) : 인체 경락의 소통을 원활하게 해주어 몸의 비정상적인 체액인 담을 제거하는 약재들을 배합.

6) 증액서근(增液舒筋) : 근육 안에 영양분을 공급하여 근육 기능을 강화시켜주는 약재들을 배합.

3. 혈허생풍(血虛生風)

증상

· 팔과 어깨가 뻣뻣하게 굳는다.

· 갑자기 손발에 경련이 일고 굳는다.

· 얼굴 근육과 턱관절 근육이 뻣뻣해진다.

· 머리와 눈이 어질어질하다.

· 시야가 흐리고 뿌옇다.

· 설태가 거의 없고, 맥이 약하다.

원인

간혈이 허해서 간의 영양이 부족해진 것이다. 머리가 어질해지는

것은 물론 근육과 혈관 역시 영양 부족으로 힘이 빠지고 떨리게 된
다. 이로 인해 손발에 경련이 일고 뻣뻣하게 굳어간다.

다스리기

양혈식풍(養血熄風) : 체내의 혈을 보양해 내풍을 제거해준다.

탕약 처방

1) 보혈활혈(補血活血) : 체내의 혈액기능을 활성화시키고 혈액순
환을 개선하는 약재들을 배합.

2) 자보간혈(滋補肝血) : 간의 혈액공급에 도움이 되는 약재들을

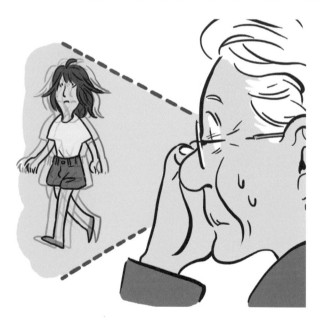

배합.

3) 자음양간(滋陰養肝) : 간의 체액을 보강시키는 약재들을 배합.

4) 식풍(熄風) : 몸에 발생하는 풍을 제거하는 약재들을 배합.

4. 담열동풍(痰熱動風)

증상

· 움직이고 걷는 게 뜻대로 되질 않는다.

· 어깨, 허리, 무릎 등이 번갈아가며 쑤시고 아프다.

· 손발에 경련이 일어나고 굳어진다.

· 어지럽고 속이 메슥거린다.

· 혀는 백태나 황태가 많이 있고 맥은 마치 부드럽고 물컹거리는 구슬을 만지는 느낌이다

원인

몸에 찬 열이 진액을 마르게 해 담을 만든 것이다. 이 담이 풍을 만든 것인데, 담음(痰飮)의 증상 중에는 떨리는 증상이 있다. 《동의보감》의 담음문을 보면, 수비혹동부득(手臂或動不得)이라 하여, 손과 팔을 뜻대로 움직이려 해도 잘 움직여지지 않는 증상을 담음의 증상 중 하나로 설명하고 있다.

다스리기

거담청열식풍(去痰淸熱熄風) : 몸에 쌓인 담음을 제거하고 열을 내려 내풍을 제거한다.

탕약 처방

1) 청열식풍(淸熱熄風) : 열을 내리고 풍을 억제하는 약재들을 배합.

2) 거담제습(去痰除濕) : 체내의 비정상적인 체액과 습기를 제거하는 약재들을 배합.

3) 보기제담(補氣除痰) : 인체의 기를 보강하여 비정상적인 체액을 제거하는 약재들을 배합.

4) 양간거풍(養肝去風) : 간기능계를 보강하여 간풍을 제거하는 약재들을 배합.

5) 거담청열(去痰淸熱) : 비정상적인 체액을 제거하여 과도한 열을 내리는 약재들을 배합.

5. 뇌수부족(腦髓不足)

증상

· 팔다리에 힘이 없고 후들후들 떨린다.

· 거동이 뜻대로 잘 안 된다.

· 발음이 잘 안 되고 언어장애가 생긴다.

- 기억이 잘 안 나고 단어 선택에 어려움이 있다.
- 손발에 경련이 일어나고 굳어진다.
- 혀에 핏기가 없고 건조하며 맥은 약하고 힘이 없다.

원인

뇌는 한의학에서 기항지부(奇恒之腑)에 속한다. 기항지부는 저장의 기능도 아니고 대사의 기능도 아닌 특이한 구조를 지녔다는 뜻으로 뇌와 골수, 뼈, 담, 맥, 자궁이 이에 속한다.

뇌는 신장의 기운과 연결되어 있는데, 신장의 수기 부족으로 인해 그 기능이 쇠퇴해진다. 《황제내경》의 소문상고천진론(素問上古天眞論)에는 '56세가 되면 간기능이 쇠하고 근육을 움직이기 어려우며 신장의 기능이 쇠해지고 형체가 흩어진다'고 씌어 있다. 즉 뇌수 부족은 신장의 수기운이 말라가면서 몸이 노화되는 것과 밀접한 관계가 있다.

다스리기

보신양뇌식풍(補腎養腦熄風) : 신수를 보하고 뇌수를 자양하며 내풍을 제거한다.

탕약 처방

1) 자음보신(滋陰補腎) : 몸의 음기를 보하고 신장 기능을 높이는

약재들을 배합.

2) 보기양정(補氣養精) : 몸의 기운을 보강하고 정기를 키우는 약재들을 배합.

3) 자음신수(滋陰腎水) : 몸의 음기를 보하고 신장기능계의 체액을 보강하는 약새들을 배합.

4) 보음식풍(補陰熄風) : 몸의 음기를 보하며 간풍을 억제하는 약재들을 배합.

5) 보정뇌수(補精腦髓) : 몸의 정기를 보하고 뇌의 진액을 보충하는 약재들을 배합.

06 혈액순환이 잘 되어야 면역력이 높아진다

파킨슨병은 결국 면역력 저하의 문제이기도 하다. 스스로 몸을 치유할 수 있는 면역력이 떨어졌기 때문에 염증이 생기고, 담이 생기는 것이다.

면역력은 혈액순환이 제대로 안 될 때 떨어진다. 고인 물이 썩는다는 속담은 우리 몸에도 그대로 적용된다. 몸의 각 구석구석에 혈액이 잘 돌고 스며들어야 몸이 활기차고 힘이 솟는다. 그렇지 않으면 오장육부의 균형이 깨지면서 면역체계가 오작동을 일으키게 된다. 두뇌의 퇴행성 변화도 결국 이런 이치다.

실제로 혈액순환이 안 되어 몸이 저체온인 경우 즉, 체온이 36.5도에서 1도만 내려가도 면역력은 무려 30퍼센트나 떨어진다. 반면 떨어진 체온을 1도만 다시 끌어올려도 우리 몸의 면역력은 무려 다섯 배나 강해진다. 이 때문에 혈액순환을 좋게 하는 것은 비단 파킨슨병 환자뿐 아니라 모든 사람들에게 중요한 일이다.

제초제와 살충제도 파킨슨병과 관련 있다?

파킨슨병은 다양한 원인에 의해 발생하는 것으로 보는 것이 일반적이며, 딱 한 가지 원인을 밝히기는 힘들다. 그중 우리가 알고 있는 여러 가지 독성물질들이 파킨슨병과 관련이 있을 것이라는 연구결과도 있다. 예를 들어 살충제의 일종인 로테논이나 제초제인 퍼라쾃 등을 많이 사용한 사람들에게서 파킨슨병이 생기는 경우가 꽤 많다. 이런 독성물질에 중독되면 도파민성 뉴런의 미토콘드리아의 작용을 방해해 파킨슨병이 생긴다는 것이다. 즉 이런 독성물질들이 도파민 뉴런의 전자전달계를 망쳐서 파킨슨병을 일으킨다는 것.

미토콘드리아는 세포의 신진대사에 필요한 에너지를 만들어내는 중요한 역할을 한다. 실제로 상당수 파킨슨병 환자의 혈액에서 미토콘드리아의 기능 이상이 발견되었으며 어떤 연구에서는 환자의 근육에서도 비정상적으로 활동하는 미토콘드리아가 발견되었다는 보고가 있다.

물론 파킨슨병 환자들을 대상으로 그간 얼마나 자주 제초제와 살충제를 사용하는 환경에 노출되었는지, 이런 환경들이 파킨슨병에 직접적인 영향을 끼쳤는지를 정확하고 면밀하게 확인하기는 어렵다. 예전에는 농약이나 오염된 우물물에 쉽게 노출되는 농촌 거주자들이 도시 사람들보다 파킨슨병에 잘 걸린다는 통계도 있었지만, 요즘엔 도시 사람들도 스트레스 지수가 높기 때문에 꼭 그렇지도 않기 때문이다. 다만 수많은 파킨슨병 환자들을 겪어본 결과, 젊은 시절 농사를 지었다고 말하는 환자들이 많았다. 이런 환자들에게는 독성을 해독하는 약재를 탕약 처방에 추가하여 치료를 했고, 그 결과 치료 효과도 훨씬 좋았다.

배꼽자리 신궐혈에 뜸을 떠 혈액순환을 개선시킨다

배꼽 부위인 신궐혈은 몸을 따뜻하게 할 때 사용되는 대표적인 뜸자리이다. 온기가 배 안으로 쑥 들어가면서 온몸이 따뜻해진다. 《동의보감》에도 '배꼽뜸은 온갖 질병을 없애고, 생명을 보호하며, 오래 살 수 있게 한다'라고 씌어 있을 만큼 신궐혈은 우리의 생명을 유지하는 데 있어서 매우 중요한 혈자리다.

뜸은 '뜸 들인다'라는 말처럼 따뜻한 불의 기운을 천천히, 아주 느긋하게 몸속으로 전달하여 혈액이 통하지 않아 차가워진 조직들을 은근하게 데워주는 역할을 한다. 즉 고장 난 보일러를 가동시켜주는 데 도움을 주는 것이다.

뜸을 통해 몸의 면역력을 높임으로써 파킨슨병 치료에 효과를 보았다는 논문도 있다(Observation on therapeutic effect of herbs-partitioned moxibustion on Parkinson's disease of 54 cases. Zhang JF, Zhao GH. Zhongguo Zhen Jiu 2005;25(9):610-2).

54명의 파킨슨병 환자들을 대상으로 신궐혈에 뜸을 뜬 결과, 파킨슨병 평가 점수에서 변화가 있었다. 즉 몸의 움직임이 한결 편해지고, 떨림이 줄어들며, 우울증과 분노 해소에도 효과가 있었다는 뜻이다. 이처럼 혈행이 개선되면 뇌신경계 질환의 문제를 극복하는 데 도움이 된다.

한의원에서는 파킨슨병 환자들의 몸 상태를 체크해가면서 정기적으로 뜸 치료를 병행한다. 뜸 치료는 파킨슨병 환자들이 앓고 있는 우울증이나 불안증 개선에도 도움을 준다. 몸의 혈액순환이 잘 되면 마음이 안정되면서 불안하고 예민해진 신경들이 잠잠해지기 때문이다. 뜸 치료 이후 환자의 불면증이 많이 사라졌다면서 집에서 직접 해주고 싶다고 말하는 보호자들도 있다. 하지만 뜸은 한의사가 직접 뜨는 것이 안전하다고 말해주고 싶다.

신궐혈은 인체의 한가운데 있는 혈로, 우리 몸의 에너지를 관장하는 중요한 곳인 만큼 자칫 뜸을 뜨다 화상이라도 입으면 부작용이 크다. 감염 바이러스가 온몸으로 퍼질 수 있기 때문이다. 실제로 이 부위에 뜸을 잘못 떠서 패혈증이 생기면 세균이 혈액을 타고 온몸으로 돌아다녀 사망에 이르기도 한다. 그러니 꼭 한의사의 도움을 받는 것이 좋다.

대체의학요법

대체의학요법이란 현대의학으로 고치지 못하는 병들을 치료하기 위한 보조 요법이다. 난치병을 포함해 현대의학에서 완치하지 못하는 질환을 개선하기 위한 새로운 학문이기도 하다. 한의사로서 개인적으로도 큰 관심이 갔던 분야인 만큼, 이 분야를 제대로 공부해보고 싶어 차의과대학 의학박사과정에서 대체의학을 이수했다. 우리 한의원을 찾는 환자들 중에는 난치병 환자들이 꽤 많았고, 그런 환자들에게 다각적인 치료법을 제시하여 삶의 질을 높이도록 돕는 것이 한의사로서 꼭 해야 할 사명이라고 생각했기 때문이다.

박사과정을 밟으면서 대체의학을 연구하는 중에 우연히 파킨슨병 치료에 도움이 되는 다양한 대체의학요법을 접하게 되었다. 영양요법, 기능성 호르몬 조절요법, 식품치료요법, 심리치료법 등이 바로 그것이다. 그 결과 파킨슨병 환자의 증상을 개선하는 데 대체의학요법이 효과가 있음을 확인하였다. 지금도 이들에 대한 연구를 지속적으로 하고 있으며, 차후에 관련 논문을 작성하여 발표할 예정이다.

파킨슨병에 도움이 되는 영양요법

병을 치료할 때는 한약을 포함한 한방요법으로만 하는 경우와 영양요법을 겸용하는 경우가 있다. 난치병의 경우 영양요법을 추가하면 병의 치료에 속도를 낼 수 있다는 장점이 있다. 그러나 영양요법을 겸용할 경우 주의해야 할 몇 가지 문제점이 있다.

사실 시중에 넘치는 것이 영양제이고, 건강 유지 차원에서 영양제 하나쯤 안 먹는 사람이 드물다. 하지만 약의 남용이 심각한 것처럼 영양제의 남용이나 오용도 심각한 상태다. 입으로 들어가는 여러 가지 먹거리들이 모두 좋은 효과를 내면 좋겠지만 현실적으로는 나쁜 짓만 안 하고 나와도 감사할 정도로 불량 먹거리들이 넘쳐 나고 있다.

영양제를 선택할 때는 가능하면 코서 마크를 받은 제품을 선택하는 것이 좋다. 코서 마크는 유대인의 음식 규율에서 비롯된 국제 공인 마크로, 인공 합성 첨가물이 들어 있지 않으며 독성 물질이나 중금속이 없다는 것을 증명해준다.

천연에서 추출한 재료를 사용하는 코서 마크 제품들은 병 치료의 보조제로 장기간 사용해도 간이나 신장에 무리를 주지 않으므로 안심할 수 있다.

보통 한의원에서 영양요법을 사용할 때는 미리 파동 검사를 시행한다.

파동요법은 한의학에서는 오래전부터 사용해왔는데 요즘은 기계를 통해서 검사가 가능하다. 병을 직접 진단하는 도구는 아니지만 파동을 측정해서 현재의 몸 상태를 확인할 수 있어서 유용하다.

파동 검사를 통해 납이나 수은 등 중금속이 많이 나오는 경우에는 식습관이나 생활환경에서 중금속을 많이 발생시키는 원인을 찾아내어 교정하도록 해주고, 이를 해독할 수 있는 영양제를 추천한다.

또, 혈관탄성이나 혈관 저항성 혹은 혈액의 점도 등에 문제가 있어서 혈액순환이 잘 안 되는 상태라면 혈관을 건강하게 해주고 혈액을 맑게 해주는 영양제를 추천해준다. 혈액순환이 원활하게 되어야 온 몸에 영양 물질이 제대로 전달되고 노폐물을 신속히 배출

할 수 있다.

이외에도 영양 상태의 불균형이 오는 경우도 많이 있다. 음식이 예전보다 풍부해시고 먹을 것이 많아졌지만 가공음식이나 탄수화물 위주의 식단이 되다 보니 비만인구는 늘어나고 필수영양소는 부족하기 십상이다.

필수영양소가 부족해지면 세포의 대사가 제대로 이루어지지 않아서 항상 피곤하고 체력이 약해진다. 특히 비타민 B군은 에너지를 만들어내는 세포 대사 과정에 필수적인 물질이므로 반드시 필요량을 공급해야 한다. 이런 사람에게는 종합영양제를 추천한다.

파킨슨 환자의 경우 도파민을 분비하는 뇌세포가 끊임없이 파괴가 된다. 가장 큰 이유는 면역력이 떨어졌기 때문이다. 파동 검사로 세세한 항목을 체크하고 면역력 조절을 기본으로 해서 영양제를 구성한 다음 한의원 치료와 병행하면 치료 속도를 좀 더 높일 수 있다.

07 파킨슨병의 치료사례

A씨 – 파킨슨병

걸음걸이 불편, 기력 저하, 전신 근육에 힘이 없음, 전신 통증, 기억력과과 집중력 저하.

병원에서 파킨슨병으로 진단을 받고 경구약을 복용 중이었으나 증상이 계속 악화되어 한의원 치료를 병행하였다. 한의원 치료로는 한약과 약침, 뜸을 같이 사용했다.

한의원 치료를 시작하자마자 증상이 눈에 띄게 호전되었다. 어느 정도 증상이 호전된 이후 정체기가 길어지자 영양요법을 시작했다. 그리고 영양요법을 시행하고 15일이 지나자 집중력과 기억력이 눈에 띄게 좋아졌다. 기억력과 집중력이 좋아지자 복잡한 컴퓨터 작업과 계산 능력이 좋아졌고, 덕분에 직장에서 일을 하는 게 훨씬 편해졌다.

한방 치료만 할 때보다는 영양요법을 병용할 경우 치료 속도가 더 빨라진다는 것도 확인하였다.

B씨 – 파킨슨증후군

파킨슨증후군으로 병원 치료가 불가능했던 B씨는 걸음걸이가 매우 이상했다. 젓가락질을 할 수 없을 정도로 손발 떨림이 심하고, 잠꼬대도 심한 상태였다. 병원 약만 먹으면 토하고 어지러워서 도저히 일상생활이 불가능했다. 이렇게 제대로 약도 먹지 못하는 상태로 한의원 치료를 결심했다. 병원에서는 파킨슨증후군에 마땅한 약이 파킨슨병보다 더 없는 것이 현실이다.

한의원에서는 한약과 봉침을 비롯한 한방 치료를 시작했다 치료 시작과 동시에 걸음걸이가 안정이 되었고 힘이 전혀 들어가지 않았던 손아귀에도 힘이 돌았다. B씨는 한방 치료로 걸음걸이가 개선되고 손발 떨림이 줄어들자 양약을 끊고 싶어 했다. 양약을 먹으면 잠간 효과는 있지만 토하고 어지러운 증상 때문에 일상생활을 하는 것이 불가능했기 때문이었다.

그래서 B씨에게 파동 검사를 실시했다. 파동 검사 결과 중금속의 하나인 납의 축적이 심한 상태였으며 농약 유독 잔류물도 많은 것으로 측정되었다. 그래서 면역기능을 정상으로 돌려주고 해독을 할 수 있는 영양제를 추가하였다. 한약과 더불어 영양제를 추가로 사용하자 체력의 회복 속도가 더욱 빨라지면서 손발 떨림과 걸음걸이가 안정되는 속도도 더욱 빨라졌다.

C씨 – 파킨슨병

C씨는 한의원 치료와 병원 치료를 함께 하고 있는 파킨슨병 환자로, 처음에는 병원 치료만 받았다. 그런데 병원 약을 먹으면 순간적으로는 효과가 좋아지지만 지속적으로 증상이 악화된다는 것을 알게 되어 한의원 치료를 결심했다. 한의원에서 한약과 침 치료를 병행한 결과 처음에는 빠른 속도로 좋아졌다. 하지만 어느 정도 호전되고 나서 회복 속도가 정체되는 듯할 때 영양요법을 병용했다.

영양요법을 사용하면서 우울증의 증상이 빠르게 개선되었고 걸음과 말소리, 팔다리의 무거운 느낌이 개선되는 속도도 빨라졌다. 이제 겉으로 보기에는 전혀 파킨슨의 증상을 알아챌 수 없는 정도가 되었다

병원에도 지속적으로 다니고 있는데, B씨를 처음 본 병원 직원이 "멀쩡한 분이 왜 병원을 다니세요?" 할 정도로 호전이 되었다.

병원을 다니면서 친구가 된 같은 파킨슨병 환자가 3명이 더 있는데, B씨만 영양요법과 한의원 치료를 겸용하고 있다. 그리고 4명의 환자 가운데 유일하게 B씨만 증상이 호전되고 있다. 본인만 느낄

수 있는 떨림은 아직 있지만 겉으로 보기에는 걸음걸이와 자세, 말소리까지 건강한 사람과 전혀 구별되지 않을 정도다.

D씨 – 파킨슨증후군(소뇌위축증)

파킨슨병과 달리 파킨슨증후군은 병원에서 대증요법 약도 줄 수가 없다. 파킨슨병과 같은 도파민의 문제이기는 하지만 도파민을 투여해도 증상의 호전이 전혀 없고 오심, 구토, 어지러움 등이 심해서 환자들이 약을 먹지 못하기 때문이다.

D씨의 경우에는 증상의 진행이 매우 빨랐다. 발병한 지 1년 만에 걷는 것이 매우 불안정해져서 자꾸 넘어지고, 소변 조절이 안 되어 한 시간에 서너 번 정도씩 화장실을 가야 했다. 약을 쓰지 못하니 증상은 하루가 다르게 심해졌다. 이 때문에 B씨는 한의원 치료를 결심했다.

B씨에게 주로 사용한 치료법은 한약과 봉침, 그 외의 약침 그리고 전기침, 뜸 등이다.

치료를 시작하고 2주 무렵이 되자 소변 보는 횟수가 확 줄어들기 시작했다. 한 시간에도 몇 번씩 가던 화장실 출입 횟수가 두 시간 정도에 한 번으로 줄었고, 넘어지는 횟수가 준 대신 혼자 걸을 수 있는 시간이 늘어나기 시작했다.

처음 한의원을 내원했을 때는 한 시간 치료하는 동안 화장실을 세 번씩 가는 통에 치료 시간이 두 시간 가까이 걸렸으나 현재는 전혀 가지 않는다. 뿐만 아니라 부축을 해주지 않으면 혼자 걸을 수도 없었으나 이제 가까운 거리는 부축이 없어도 혼자서 걸을 수 있는 정도까지 호전되었다.

이런 모든 일들이 불과 20일 사이에 일어났다.

E씨 – 파킨슨병

두통과 떨림, 부정확한 발음, 급속한 기억력 저하, 체력 고갈이 주 증상인 E씨는 처음부터 한방 치료를 받았다. 한의원 치료에서는 한약과 봉침, 그 외의 약침, 뜸 등을 사용하였다.

치료를 시작하고 일주일 정도 지나자 기력과 발음, 기억력, 떨림이 좋아졌다. 그런데 증상이 호전되면서 잠시 마음을 놓은 E씨가 한의원 치료를 중단하자 곧바로 증상이 다시 나타났다. 아직 몸이 완전히 정상으로 돌아오지 않은 상태에서 치료를 중단하니 병증이 다시 올라온 것이다.

깜짝 놀란 E씨는 다시 한의원 치료를 시작했다. 그리고 치료 속도를 높일 수 있는 방법을 추가해달라고 요구했다. 지금도 현직에서 일을 하고 있는데, 병을 빨리 치료해야 오랫동안 일을 할 수 있으리라 생각했기 때문이었다.

E씨에게 파동 검사를 실시한 결과 혈류순환 전체와 영양 상태가

불량한 것으로 나타났다. 그래서 혈류순환을 정상적으로 돌려주는데 도움을 주고, 면역력을 잡아주면서 영양상태를 개선할 수 있는 영양요법을 실시했다.

한약, 봉침, 약침, 뜸 등의 한의원 치료에다 영양요법까지 함께 사용하자 일주일 만에 다시 체력과 발음이 좋아지기 시작했다. 한방치료와 영양제를 같이 사용할 경우 치료 속도가 더 빨라진다는 것을 확인한 E씨는 완치를 위해 열심히 한의원 치료를 하고 있다.

F씨 – 파킨슨병

2006년경 파킨슨병을 진단받고 병원에서 계속 치료를 받아왔지만 증상의 호전은 없으면서 약의 복용량만 한정 없이 늘어났다. 그러면서 점점 기운이 빠지는 바람에 직장생활에 막대한 스트레스를 받았다. F씨는 퇴직과 동시에 한의원 치료를 시작했다.

한의원 치료 덕분인지 치료 시작과 더불어 모든 증상이 개선되기 시작했다. 걸음걸이와 특이한 행동 때문에 퇴직 시점에는 주변의 모든 사람이 이상한 눈초리로 쳐다보았는데 한의원 치료를 받은 지 2주일이 지난 뒤 전 직장의 동료들과의 회식 자리에서 모두다 입을 모아 건강해 보인다고 말을 해서 기분이 너무 좋았다

F씨는 걸을 때 특유의 손 움직임이 있어서 보는 사람으로 하여금 "뭔가 이상하다"는 인상을 가지게 하였지만 지금은 누가 보아도 정

상적인 걸음걸이와 팔 흔들림을 가지고 있다.

G씨 - 파킨슨병

손떨림, 걸을 때 다리기 끌림, 몸이 오른쪽으로 기울어짐, 내당능장애, 고혈압이 주증상인 G씨는 병원 처방에 따라 약을 먹고 있으나 호전의 기미가 없어서 한방 치료를 결심했다. 한약과 봉침, 뜸을 주로 한 치료를 하였으며, 처음에는 G씨의 손을 잡고 침을 놓아야 할 정도로 손떨림이 심했다. 그러다 치료 3개월이 되었을 무렵부터는 손떨림이 전혀 없고, 걸을 때 오른쪽으로 쏠리는 것도 없어지고 중심을 잘 잡고 있다. 뿐만 아니라 체력이 좋아져서 여행도 계획하고 있다.

08 파킨슨병 환자들의 생활수칙

건강은 건강할 때 지키는 것이 가장 좋다. 그러나 불행히도 병이 내 몸을 찾아왔을 때엔 병을 받아들이고 최선을 다해 치료하는 것이 좋다. 그동안의 생활습관을 돌이켜보고 병을 치료할 수 있는 방법을 총동원함과 동시에 긍정적인 마음을 가져야 한다.

파킨슨병 환자도 이와 다르지 않다. 파킨슨병 환자들에게 일러주는 생활수칙은 건강한 사람들이 지켜야 하는 생활수칙과 크게 다르지 않다. 다만 병이 내 몸을 이미 공격한 만큼 건강한 사람들보다 더욱 적극적으로 노력할 필요가 있다.

병을 인정하고 받아들이는 것부터

파킨슨병 환자들은 극도의 공포감을 안고 있다. '몇 년 후면 정말 자리에서 꼼짝도 못하고 침대 생활만 해야 할지도 모른다'란 두려움이다. 환자뿐 아니라 보호자 역시 마찬가지다. 몸이 쇠약해지다가 합병증이 생겨 죽을지도 모른다는 생각은 파킨슨병 환자라면 한 번쯤, 아니 하루에도 수십 번 머릿속으로 그려보았을 최악의 시나리오인 것이다.

그런데 이런 공포감을 잊기 위한 반작용 심리도 있다. 그것은 바로 '나는 파킨슨병에 걸린 게 아닐 서야'란 고집스런 믿음이다. '오랫동안 아픈 곳 없이 건강하게 살았고, 누구보다 열심히 산 내가 파킨슨병이라니, 믿을 수 없어'라고 생각하는 거다. 이런 환자의 마음이야 십분 이해가 가지만, 치료를 하는 입장에서는 이런 환자들이 여간 어려운 게 아니다. 병의 호전이 가장 더딘 경우가 바로 자신의 병을 인정하지 않는 환자들이기 때문이다.

파킨슨병은 정말 아이러니하게도 술이나 담배 같은 기호식품도 멀리하고, 우직하게 열심히 일한 성인, 특히 남자들에게 유난히 많이 발병한다는 논문 발표도 있었다. 그만큼 사사로운 개인의 욕망을 뒤로 한 채 가족과 자신의 미래를 위해 앞만 보고 달린 모범적인 가장들 말이다. 그러니 자신이 파킨슨병이란 사실을 더 믿고 싶지 않을 것이다.

하지만 몸이란 마음을 담는 그릇과도 같다. 부정적인 마음, 병을 인정하지 않는 마음으로는 치료에 적극적일 수 없을 것이고, 그렇게 되면 결국 상태의 호전도 그만큼 더딜 수밖에 없다.

환자들이 내원했을 때 문진을 한 시간 이상 하는 이유 역시, 이런 마음을 내려놓았으면 하는 바람에서다. 치료를 받는 환자의 적극성은 병증을 낫게 하는 데 키잡이 역할을 한다.

　병증을 대하는 마음이 적극적이든 소극적이든, 시간이 지나면 모든 환자들의 간절한 바람은 한 가지뿐이다. 지금보다 더 나빠지지 않고, 최소한 혼자서 외출만이라도 가능한 상태로 살 수 있었으면 하는 꿈이다. 가족에게 짐이 되지 않을 만큼의 건강 상태를 유지하고 싶은 것이다.

　다시 한 번 강조하지만 분명히 그렇게 될 수 있다. 유지란 현재와 동일한 상태이다. 몇 개월 치료 후에 좋아진 게 하나도 없다라고 말하는 환자들이 있는데, 이 역시 사실은 처음 내원했을 때와 동일한 상태가 유지된 것이다. 단언컨대 3기가 넘어가면 양약만으로는 상태 유지가 힘들다. 시간이 흐를수록 계속 나쁜 쪽으로 진행이 될 뿐이다.

　적극적인 마음으로 치료에 임하면 유지를 넘어 개선이 된다. 그러니 치료에 임하기 전에 마음가짐부터 달리하는 것이 무척 중요한 일이란 걸 당부하고 싶다.

규칙적으로 생활하자

　낮에는 일상생활을 하고, 해가 떨어지면 잠자리에 드는 것은 누구에게나 해당되는 아주 기본적인 생활수칙이다. 파킨슨병 환자 역시 마찬가지이다. 낮에 활동을 하지 않으면 밤에 불면증이 찾아오고 환각이나 환청 등의 문제가 생길 수 있다. 이런 것들은 병을 이겨내고자 하는 의지를 꺾어버린다.

낮에는 취미생활에 집중하고, 가능하다면 건강할 때 하던 일을
계속해보자. 그리고 늘 잠들던 시간에 규칙적으로 잠자리에 드는
것이다.

잠을 잘 때 우리 뇌는 멜라토닌이라는 호르몬을 분비한다. 멜라
토닌은 휴식을 취하게 해주고 염증과 노화를 막아주는 호르몬으
로, 저녁 10시부터 새벽 2시 사이에 가장 왕성하게 분비된다. 멜라
토닌은 몸 안에 쌓인 스트레스 물질을 배출해내는 역할도 한다. 이
시간에 푹 자면 피부도 좋아지고 아침에 몸도 가뿐해진다. 청소년
의 경우 성장호르몬을 분비시켜 키를 쑥쑥 자라게 해주기도 한다.

파킨슨병 환자들도 마찬가지다. 멜라토닌이 제대로 분비되어야

도파민 분비도 활성화된다. 그러므로 규칙적인 생활로 몸과 마음의 면역력을 높이기 위해 노력해야 한다.

운동을 하되 3기 이상이면 자제할 것

파킨슨병 환자들의 경우 근육의 퇴화를 막기 위해 가벼운 운동을 해주는 것이 좋다. 몸이 불편하다고 해서 더 이상 움직이지 않으면 근력이 소실되면서 체력은 더 떨어진다. 그래서 가벼운 산책을 하거나 전문가의 도움을 받아 수동적인 운동을 하는 것이 중요하다. 운동 후에 근육을 충분히 풀어줄 수 있는 마사지를 받으면 더 효과가 있다.

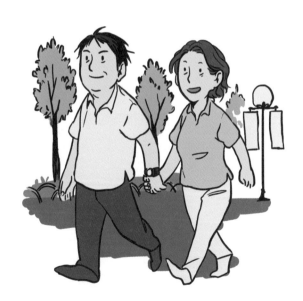

하지만 운동을 할 때는 골절을 조심해야 한다. 간혹 한두 가지 약물을 보충하는 것보다 운동을 하는 것이 훨씬 효과적이라고 언급하는 신문이나 잡지 기사 등이 있지만, 이것은 파킨슨병 초기 환자에게나 해당하는 이야기들이다. 골절이 생기면 꼼짝없이 병원에 입원해 석고를 하고 있어야 한다. 석고를 해본 사람은 알 것이다. 석고를 풀고 보면 석고를 했던 다리가 그냥 두었던 다리보다 더 가늘어져 있다는 것을 말이다. 움직이지 않은 만큼 근육이 위축되어버린 것이다. 다시 말해서 파킨슨병 환자에게 운동은 득보다 실이 더 많을 수 있다.

움직임에 큰 무리가 없는 1기와 2기 때에는 적절한 운동을 하되 3기를 넘긴 환자라면 운동보다는 넘어지지 않게 조심하는 것이 더 중요하다. 무리해서 계단 오르내리기를 하다가 골절을 입고 병원에 입원하는 환자들을 많이 보아 왔다. 절대 주의해야 한다. 일을 할 때에도 바퀴가 달린 의자는 피하자. 일어서다 넘어질 수 있기 때문이다. 잠을 잘 때에도 푹신한 매트리스보다 단단한 매트리스가 좋고, 침대 옆에 단단한 의자를 두고 손으로 짚고 일어나도록 하는 생활습관도 낙상 예방에 도움이 된다.

햇빛을 충분히 쬔다

건강한 사람도 여름이 지나고 서늘한 가을이 오면 우울해진다고 말한다. 그래서 가을을 탄다는 말도 생겨났다. 이것은 사실 자연스러운 현상이다. 일조량이 감소하면서 몸 안의 세로토닌 분비가 줄어들기 때문이다. 세로토닌은 감정 조절 호르몬이다. 도파민처럼 기쁨과 행복감을 느끼게 해주는 호르몬인데, 우리 눈으로 햇빛이 들어와야 분비가 활발해진다. 멜라토닌이 밤의 호르몬이라면 세로토닌은 낮의 호르몬인 셈이다.

햇빛이 쨍쨍한 지중해 주변 국가의 국민들이 낙천적이며 흥이 많은 데 비해 알래스카 에스키모인들의 자살률이 높은 것 역시 일조량과 연관이 있다. 비가 오고 날씨가 흐리면 기분이 우울해진 경험 역시 누구나 하는 것들이다.

파킨슨병 환자들은 우울함, 무기력함과 싸워야 하는 전투병들이다. 이 싸움에서 이기려면 집 안에만 있으면 안 된다. 다른 사람에게 자신의 모습을 보이기 싫다는 이유로 실내에서만 지내다 보면 우울하고 불행한 감정이 커져서 불면증이 심해질 수 있다.

날씨가 좋을 땐 의도적으로 집 밖으로 나가 햇빛을 쐬자. 기분이 한결 나아질 것이다.

항파킨슨 약물을 복용할 때 주의할 점

항파킨슨 약물을 복용 중이라면 몇 가지 주의해야 할 것들이 있다. 첫째, 카비도파와 레보도파는 식후가 아닌 식전 20~30분에 복용하는 게 가장 흡수율이 좋다. 그런데 위가 텅 빈 상태에서 복용하면 현기증이나 구토증이 생긴다고 말하는 환자들도 있다. 만일 구토증이 심한 경우라면 식사 도중에 약을 복용하는 것도 방법이다. 식중에 먹는 약은 어떤 환자에게는 약효에 영향을 미치지 않지만, 일부 환자들의 경우엔 약효가 떨어진다. 본인의 상태에 따라 부작용이 없는 선에서 가장 효율적인 방법을 선택하자.

둘째, 영양제를 복용할 때는 전문가와 상의하자. 보고에 의하면 비타민 B6는 레보도파의 치료효과를 감소시키므로 복용을 삼가는 게 좋다. 그런데 단독 비타민제가 아닌 종합비타민 안에 포함된 B6와 시리얼 형태는 크게 상관이 없는 걸로 나타났다.

한의원에서는 뇌신경 재생 영양요법을 병행한다. 도파민 합성에 도움이 되는 구리와 티로신이 든 영양보충제를 처방하는 것이다. 도파민은 아미노산의 일종인 티로신이 여러 효소에 의해 변형되어 생성된다. 구리는 티로신이 도파민으로 변형되어 생성될 수 있도록 도와주는 촉매 역할을 해주는 영양성분이다. 그래서 이 둘을 처방해 뇌의 도파민 활성을 돕는 것이다. 환자가 보충 영양제를 복용하고 싶을 때는 현재 복용 중인 약물이 무엇인지, 컨디션은 어떤지 등을 전문가와 상담 후에 결정하는 것이 좋다.

물을 자주 마시되 18시 이전에

파킨슨병 환자들의 고질병인 변비를 해소하기 위해서는 평소 장운동이 활발해지도록 도울 수 있는 생활습관을 가져야 한다. 신선한 물을 자주 마시는 것 역시 중요한 습관이다. 그런데 18시 이후 마시는 물은 오히려 수면장애를 일으킬 수 있다. 야간에 요의를 느껴 자주 깰 수 있기 때문이다. 특히 중기 때부터 배뇨장애를 호소하는 환자라면 더욱 주의해야 하며, 배뇨장애를 겪는데다 불면증까지 겹친 환자라면 더더욱 조심해야 한다.

항파킨슨 약물의 부작용으로 불면증이 나타나는 경우는 너무도 많다. 자다가 배뇨감을 느끼면 잠을 깨게 되는데, 한 번 깨면 다시 잠들기가 무척 힘들다. 잠을 설치면 그날 하루 종일 컨디션이 엉망이 되어 환자는 물론 보호자도 힘이 든다.

잠은 면역체계를 유지하기 위한 필수적인 요소이다. 예민해진 신경줄을 잠재우기 위해서는 수면의 질을 해치는 요소들을 하나씩 제거해주는 것이 필요하다. 물을 마시는 것도 여기에 해당된다.

몸의 좌우대칭에 신경 쓰기

환자들의 몸은 좌우가 많이 틀어져 있다. 대개 한쪽 어깨만 유난히 처져 있거나, 한쪽 다리만 심하게 절거나 혹은 걸을 때 한쪽 팔만 심하게 흔든다. 병이 양쪽 팔다리에서 동시에 진행되는 게 아니라 한쪽에서부터 먼저 시작되다 몇 년 후 다른 쪽으로 옮겨가는 특성 때문이다.

이렇게 몸이 틀어지면 당연히 생활하는 데 불편할 뿐 아니라 척추에도 이상이 온다. 물론 봉약침을 비롯한 침술요법이 척추의 변형을 최대한 막겠지만, 환자 스스로도 몸을 바로 세우기 위해 노력하는 것이 중요하다. 환자가 식사 중에 침을 흘리는 것은 자율신경계의 문제이기도 하지만 얼굴이 유난히 한쪽으로 기울어져 있기 때문이기도 하다. 그럴 때는 의식적으로 기울어지지 않은 반대쪽으로 얼굴을 돌리려는 노력을 해주자.

파킨슨병은 증상이 악화되지 않고 현상 유지시켜주는 것이 중요하다. 발병 후에 지켜나가는 하나하나의 작은 습관들이 10년, 20년 후의 몸 상태를 결정짓는다. 의식적으로 몸을 곧추세우고, 좌우대칭을 이루기 위한 노력을 한 환자와 그렇지 않은 환자의 10년 뒤 모습은 달라질 수밖에 없다. '이거 좀 노력한다고 뭐가 크게 달라지겠어?'란 생각보다, 작은 것 하나라도 의지를 가지고 바꿔보려는 습관을 들여보자. 낙숫물이 바위를 뚫듯 나중엔 큰 변화가 생긴다.

혈액순환을 도와 면역력을 높이는 음식을 먹자

뇌의 흑질 부위에서 도파민 분비가 감소했다는 건 그 부위에 그만큼 혈류가 활발하지 않다는 뜻이기도 하다. 그래서 혈액순환에 도움이 되는 음식들을 먹는 게 파킨슨병 환자들에게 도움이 되는데, 그중 현미와 신선한 채소가 제일 좋다.

특히 정제하지 않은 현미는 내장 활동을 원활하게 함으로써 몸의 보일러가 잘 가동될 수 있도록 해서 혈액순환을 돕는다. 당연히 몸의 면역력을 높여주는 고마운 음식이다. 게다가 장벽을 자극해 장의 연동운동을 도와주기 때문에 파킨슨병 환자들의 고질병인 변비 개선에도 큰 도움이 된다. 다만 파킨슨병이 심해질수록 치아로 음식물을 씹는 일이 어려워지므로 현미를 충분히 물에 불려 부드럽게 해서 먹는 게 좋다.

파킨슨병 개선을 도와주는 음식   Tip

① 곡류-현미, 조, 녹두, 아몬드, 호두 등 정제되지 않은 형태의 곡물.
② 과일-토마토, 바나나, 사과, 딸기 등.
③ 채소-오이, 가지, 콩나물, 송이버섯, 숙주나물, 양배추, 고사리 등.
④ 근과-감자, 토란, 당근, 죽순, 고구마 등.
⑤ 음료-우유, 요구르트, 두유 등.

파킨슨병 환자가 꼭 피했으면 하는 음식은 빵, 도넛과 같은 가공식품이나 패스트푸드다. 이런 음식들은 체중을 지나치게 불릴 수 있을 뿐 아니라 우울증을 부추길 수도 있다.

단당류의 음식을 먹으면 금세 기분이 좋아진다. 순간적으로 도파민을 빠르게 분비시키기 때문이다. 하지만 이런 식으로 도파민 분비를 늘리는 일은 부작용이 크다. 우리의 뇌가 더 달콤한 것을 원하게 되기 때문이다. 그 욕구를 충족시켜주지 못하면 금단 현상이 나타날 수 있다. 패스트푸드를 꾸준히 먹으면 우울증에 걸릴 확률이 50퍼센트나 증가한다는 람스 팔마스 대학의 연구결과도 있었다.

먹는 것이 곧 그 사람이란 말이 있다. 먹는 걸 가볍게 생각해서는 안 된다. 하루에 세 끼씩 일 년이면 천 끼가 넘는다. 식도를 거쳐 위장으로 넘어가는 모든 음식물들은 우리의 몸과 감정 상태에 고스란히 영향을 미칠 수밖에 없다. 몸과 마음이 모두 예민하고 약해진 파킨슨병 환자에게는 더더욱 중요하다.

걱정을 내려놓고 하루에 한 번이라도 웃기

기계도 쉬지 않고 가동하면 열이 과부하되고 고장이 나는 등의 문제를 일으킨다. 하물며 사람의 몸은 그보다 더했으면 더했지 덜하지는 않을 것이다. 늘 긴장하고 초조한 상태의 연속이라면 몸의 면역계는 균형이 깨질 수밖에 없다.

우리 몸의 자율신경계는 교감신경과 부교감신경의 길항작용에 의해 유지된다. 교감신경은 뭔가에 몰두하고 뇌신경이 각성될 때 활성화된다. 낮 시간에 일을 할 수 있는 것은 교감신경 덕분이다. 반면 부교감신경은 안락하고 편안한 상황에서 활성화된다. 일을 마치고 집에 돌아와 가족과 함께 단란한 시간을 보낼 때, 스르르 잠에 빠질 때 부교감 신경이 작용하는 것이다. 그런데 집에 돌아와서도 몸과 마음을 이완시키지 못하고 잔 걱정거리 때문에 스트레스를 받는다면, 계속 교감신경이 곤두서게 되고, 결국 이 두 개의 균형이 깨지면 몸의 면역체계가 무너지게 된다.

면역체계가 깨지면 뇌는 도파민을 활발하게 분비하지 못하게 된다. 앞서 밝힌 대로 도파민은 행복 호르몬이다. 도파민 분비가 적은 사람들을 살펴보면, 항상 고민이 많고 신경 쓸 일이 많은데도 겉으로는 내색을 잘 하지 않는다. 스트레스를 발산하지 못하고 안으로 끌어안고 살다보면 몸은 언젠가 이상증세를 일으키고 만다.

모든 병이 그렇듯 파킨슨병도 스트레스를 줄이고 즐겁게 살기 위해 노력해야 걸리지 않는 병이다. 병에 걸렸어도 이 사실은 달라지지 않는다. 실제로 치료를 해보면 낙천적인 환자들이 부정적인 성향의 환자들보다 병의 개선이 훨씬 빠른 걸 알 수 있다.

2011년 개봉한 영화 《러브앤드럭스》에서 배우 앤 해서웨이는 젊은 나이에 파킨슨병 환자 연기를 했다. 한 매체에서 그녀가 인터뷰한 내용을 보니, 그녀는 파킨슨병 환자 역을 소화해내기 위해 병에 대해 관심을 갖고 공부를 했다고 한다. 그 결과에 대해 그녀는 이렇게 말했다.

"인생은 짧으니 행복한 순간을 즐기되 사소한 일에 걱정하지 말라는 점을 배웠다."

스트레스 상황에서 벗어나는 건 쉬운 일이 아니겠지만, 이 또한 노력으로 달라질 수 있다. 병에 걸렸다는 사실 때문에 침울해할 시간에, 스스로 재미와 즐거움을 느낄 수 있는 취미생활을 해보자. 도파민이 저절로 분비될 수 있도록 말이다.

병은 병일 뿐, 나을 수 있다는
믿음이 중요합니다

'난치병, 불치병'. 파킨슨병 하면 떠오르는 이런 수식어들은 환자
와 보호자들을 더욱 절망스럽게 만듭니다. 그렇지만 조금은 병 앞
에서 의연해질 필요가 있습니다.

'왜 나만 이런 병에 걸렸지?' 하는 절망과 분노 대신 '내가 왜 이 병
에 걸렸을까?' 하는 의문을 품어보는 건 어떨까요? 물론 유전적인
인자도 있겠지만 평소 반복된 생활습관이나 사고습관이 병을 만들
어낸 것인지도 모릅니다.

파킨슨병을 앓고 있는 내원 환자들을 만나보면, 평소 스스로에게
상당히 엄격했다는 걸 느낄 수 있습니다. 스트레스를 받아도 속으
로 삭힐 뿐 제대로 내색하지 못하고, 항상 무뚝뚝한 표정으로 잘 웃
지를 않습니다. 어쩌면 실수하지 않고 완벽하게 살아가려고 긴장했

던 시간들이, 도파민의 활성도를 떨어뜨리는 뇌환경을 만들어왔지 않나 하는 생각을 해봅니다.

그러니 스스로를 억압했던 규율들을 좀 풀어놓고, 그동안의 나를 되돌아보는 여유를 가져보시길 바랍니다. 병이란 것을 우리 몸이 조금 더 애정을 갖고 스스로를 돌봐달라며 보내는 신호로 받아들이면 좋겠습니다.

파킨슨병은, 노력하면 지금보다 더 좋아질 수 있습니다. 수많은 환자들이 그걸 증명해냈습니다. 하지만 단지 한 달, 두 달 치료만으로 좋아질 수는 없습니다. 우선 자신이 파킨슨병 환자라는 것을 받아들이고 이것을 이겨낼 계획을 짜는 것이 중요합니다. 환자 중에는 자신이 파킨슨병 환자임을 인정하지 않는 분들이 있습니다. 병이 진행되고 있는데도 자신이 환자가 아니라고 생각합니다. 몇 년 전만 해도 정상이었으므로 어디선가 신약을 먹으면 한두 달 안에 나을 거라고 생각하는 분들도 있습니다.

이런 분들의 특징은 한두 달 치료하고 완치되지 않으면 다시 새로운 곳을 찾아다니다 결국 치료시기를 놓치는 것입니다.

자신이 파킨슨병 환자라는 것을 인정하게 되면 어떻게 극복해 나갈까를 생각하게 됩니다.

꾸준한 치료만이 파킨슨병을 낫게 할 수 있습니다. 중요한 계획은 장기적인 치료입니다. 장기적이고 꾸준한 치료만이 파킨슨병을 극복할 수 있는 길입니다.

단지 약물을 복용하여 지금의 상태에서 더 나빠지지 않기만 바라는 수동적인 치료법이 전부가 아닙니다. 적극적인 치료와 치유를 통해 지금보다 훨씬 더 건강하게 생활할 수 있습니다.

나이가 들수록 질병에 노출될 확률은 높아질 수밖에 없습니다. 누구나 마찬가지지요. 병이 생기면서 나타나는 가장 불편한 점은 삶의 질이 떨어진다는 겁니다. 거동이 불편하니 예전처럼 자유롭게 움직일 수 없고, 보호자에게 의존해야 합니다. 하지만 적극적인 치료법과 치유를 통해 스스로 삶의 질을 관리할 수 있습니다. 물론 끊임없이 노력해야 합니다.

병에 걸렸든 걸리지 않았든 누구에게나 해당되는 이야기입니다. 다만 파킨슨병에 걸렸다면, 그에 맞는 치료법으로 더 세심하게 관리하는 게 필요합니다.

행복한 노년은 노력하는 자의 특권임을 잊지 마시길 바랍니다.

파킨슨병 잡는
약침요법의 종류

뇌신경을 튼튼하게!

파킨슨병 잡는 약침요법의 종류

약침은 환자마다 다르게 시술한다. 변증론치에 의해 똑같은 파킨슨병 환자라 해도 체질이나 질병 상태에 따라 약침의 종류가 달라져야 하기 때문이다.

약침은 다양한 방법을 통해 특정 한약을 추출·정제한 후 주입기에 넣어 활용한다. 시술점은 치료 경혈 및 체표 반응점(신체 내부에 있는 어떤 장기나 기능 체계의 이상이 체표에 나타나는 반응점)이다. 약침시술은 한국의 토종 한의학에서 시작되어 발전해온 침구요법과 한약요법이 결합된 차별화된 치료방법이라고 할 수 있다.

봉약침

뇌 안의 조절T세포를 보호해 소신경교세포와 CD4 T세포를 억제함으로써 염증 유발 면역물질(IL-1, TNF-alpha, IFN-gamma) 분비를 감소시킨다. 이로 인해 흑질 안에 있는 도파민 분비 신경세포를 보호하는 기능이 확인되었다.

파킨슨병 환자에게 봉약침을 시술하여 운동 기능, 일상생활 기능, 균형 잡기, 15미터 왕복 보행 기능이 개선되는 효과가 있다는 것 역시 증명됐다.

중성어혈약침

체내의 어혈을 개선하는 한약재를 증류하여 만든 약침액. 체내의 혈액을 개선하고 뇌혈관의 흐름을 좋게 하며 미세혈관의 혈전을 호전시킨다. 결과적으로 뇌기능 개선에 도움을 준다.

　＊약물 : 치자, 현호색, 유향, 몰약, 도인, 적작약, 단삼, 소목

신음허약침

족소음신경락과 신장의 기능을 개선하고 뇌수를 보충하여 뇌기능 활성화에 도움을 준다.

　＊약물 : 우슬, 차전자, 숙지황, 여정실, 산약, 산수유, 구기자, 백복령, 목단피, 택사

습담약침

파킨슨병 환자는 속이 메슥거리고 어지러움을 느끼며, 목에 가래가 끼는 현상을 많이 호소한다. 특히 침을 잘 못 삼키고 흘리는 삼킴장애에 시달린다. 이는 한의학의 담음에 해당하는 증상으로, 환자의 맥을 짚어보면 활맥(滑脈)인 경우가 많은데, 활맥이란 맥이 쟁반 위에 구르는 구슬처럼 매끄럽게 손가락에 와 닿는 것을 말한다. 건강한 사람에게서 잡히는 맥은 기타줄처럼 너무 얇지도 두껍지도 않으며, 너무 늦거나 빨리 뛰지 않되 탄력이 있다. 이에 비해 활맥은 두껍고 지나치게 고탄력적인 맥으로, 마치 굵은 구슬을 위에서 누

르고 있는 듯한 느낌이 든다.

활맥은 주로 파킨슨 약을 2~3년 이상 복용한 환자에게서 많이 나타난다. 이런 증상을 개선시켜주면 파킨슨병의 진행을 막고 완화시켜줄 수 있다.

　* 약물 : 남성, 반하, 백출, 백복령, 창출, 곽향, 목향, 진피(자), 구
　　감초

산삼약침

몸의 기능을 전체적으로 활성화시켜 저하된 뇌세포의 기능을 개선시키는 효과가 있다.

황연해독탕약침

몸의 열을 내려 염증을 개선시키고, 상초·중초·하초 등 삼초의 불필요한 열을 제거해 상열로 인한 뇌기능 저하를 개선시키는 효과가 있다. 상초는 심장과 폐의 호흡 기능을, 중초는 비장과 위장의 소화 기능을, 하초는 간장과 신장의 기능을 말한다.

　* 약물 : 황련, 황금, 황백, 치자

간기울결

간의 울체된 기를 정상적으로 순환시켜줌으로써 간기능계의 문제로 인한 간풍 때문에 뇌손상이 일어나는 걸 막아준다.

* 약물 : 백작약, 단삼, 익모초, 여정실, 백하수오, 산조인, 향부자, 시호, 울금, 감초, 청피

간양상항

간음과 간혈 부족으로 간열이 위로 상승하는 병리적인 문제를 개선시켜 뇌기능의 저하를 개선해준다.

 * 약물 : 별갑, 조구등, 석결명, 백작약, 단삼, 익모초, 백하수오, 산조인, 여정실, 감국, 목단피, 치자, 천마, 천련자

간혈허

간음과 간혈을 보충하여 간기능계를 활성화시킨다. 이로써 간풍으로 인한 뇌기능 저하를 예방한다.

 * 약물 : 백작약, 백하수오, 여정실, 산조인(초), 숙지황, 아교, 구기자, 속단, 당귀(신), 천궁

왕도약침

만성화된 파킨슨병 환자의 경우 대부분 노령화와 누적된 스트레스로 인한 체력 저하를 경험하게 된다. 이렇게 되면 면역능력이 현저히 떨어지면서 병증이 빠른 속도로 진행될 수밖에 없다. 왕도약침은 이런 체력 저하와 면역기능 약화를 회복하기 위한 약침이다.

 * 약물 : 의이인, 연육, 백복령, 산약, 맥아, 멥쌀 등

파킨슨병을 이기는
다양한 한방 치료법

01_ 치료법 및 약품
02_ 검사법
03_ 면역을 높이는 생활요법

생명의 핵, 면역의 안정

면역력이 없으면 인간은 살아갈 수 없다고 할 정도로 면역은 건강을 유지하는 많은 일에 관여한다. 우선 병원성 바이러스, 병원균 등에 감염되지 않도록 방어하고, 자기 세포가 아닌 이물질을 식별하여 공격하며, 이물질에 맞서 싸울 수 있는 항체라는 무기를 생산한다. 또한 신진대사를 활성화시켜 세포의 노화와 신체기능의 저하를 지연시키고, 손상을 입었거나 지친 세포를 정상으로 회복시켜 질병과 상처를 치료한다. 결국 면역이 없다면 우리 몸은 순식간에 질병의 밥이 된다. 파킨슨병은 신경성 퇴행성 질환으로 알려져 있으며 면역세포의 염증반응으로 도파민 신경세포가 파괴되는 병이며 이에 대한 많은 연구가 진행되고 있다.

스트레스, 과로, 음식, 환경공해, 농약 등의 물질들이 뇌의 면역세포에 자극을 주어 염증반응이 일어나 도파민 신경세포들의 파괴가 진행되고 이런 현상이 반복되어 도파민 신경세포들이 심하게 파괴되면 파킨슨병이 시작된다.

1. 치료법 및 약품

한약물요법

환자의 증상에 맞는 다양한 한약물을 탕약 또는 환약 형태로 제조하여 복용하는 요법. 파킨슨병 치료에 쓰이는 한약물에는 고삼, 어성초, 백자인, 송홧가루, 여정자, 계혈등, 택란 등이 있다. 이 약재들은 증상을 완화시키고, 병적 상태의 인체 환경을 개선하며, 과잉 면역반응을 억제하는 작용을 한다.

발효한약물요법

유산균, 효모 등으로 한약재를 발효하여 만든 탕약 또는 가루약으로 몸의 면역 상태를 바로잡고 간의 해독기능과 몸의 독소를 개선하여 파킨슨병 증상을 개선한다.

침요법

침으로 인체 곳곳에 퍼져 있는 경혈 포인트를 자극하여 파킨슨병의 호전을 돕는 요법. 신경계를 자극하여 신경계의 기능 저하를 개선하는 것은 물론 면역 염증을 억제하여 도파민 신경세포를 보호하는 기능을 한다.
또한 자율신경계를 조절하여 통증을 억제하고 스트레스에 저항하는 물질의 생산을 활성화시킨다.

약침요법

한약액을 증류하여 만든 진액을 파킨슨병에 효능이 있는 경혈 포인트에 주입하는 침요법 중 하나로, 침과 약물의 효과를 동시에 얻을 수 있어 치료효과가 매우 높고 부작용도 거의 없다.

산삼약침요법

산양산삼(장뇌삼)을 가지고 만든 약침액으로, 이 안에는 Th1세포
와 Th2세포를 조절해주는 면역조절물질인 'Ginsenoside Rg1'이 들
어 있어 파킨슨병의 염증을 개선해주는 효능이 있다.

전침요법

침에 전기를 걸어 척수, 중뇌, 시상-뇌하수체를 자극하는 침요법으
로, 진통작용을 하는 엔케팔린(Encephalin), 다이노르핀(Dynor-
phin)과 같은 호르몬을 분비시켜 신경계의 염증과 통증 개선에 도
움이 된다.

체질침요법

환자의 체질을 감별한 후 그 체질이 보이는 오장육부의 불균형을 바
로 잡아 파킨슨병을 치료하는 침요법으로, 약물 복용이 어려운 환
자에게도 사용할 수 있다.

일침요법

14가지 경락의 불균형을 개선하여 인체의 기능을 정상으로 회복시
키고, 통증 및 정신불안, 순환장애 등을 해소하는 침요법이다.

봉독약침요법

꿀벌의 산란관에서 추출한 독액을 정제하여 해당 경혈 자리에 주입하는 요법. 부작용 없이 면역염증을 억제하고, 페니실린의 1,000배에 이르는 소염작용을 한다. 뿐만 아니라 Th1세포와 Th2세포의 불균형을 바로잡는 조절 T세포의 기능을 강화시키는 효과가 있어 대부분의 파킨슨병 치료에 널리 쓰인다.

맞춤영양요법

비정상적인 면역반응에 영향을 미칠 수 있는 영양 상태의 이상을 증상 및 검사를 통해 확인하고 그 불균형을 개선하는 영양분을 공급하여 파킨슨병 개선에 도움을 주는 방법이다.

2. 검사법

한방 체성분 검사

우수한 성능의 체성분 분석 장비인 '인바디'를 이용한 검사법으로 몸 안의 단백질, 지방, 미네랄, 부종 등의 항목 검사를 통해 몸의 이상을 확인한다.

살리바 호르몬(Saliva Hormone) 테스트

침을 분석해 생명 유지에 꼭 필요한 호르몬의 균형 상태를 체크하는 대체의학 검사법. 복잡한 내분비 체계를 진단할 수 있어 지금까지 혈액검사로는 진단이 어려웠던 호르몬 불균형을 확인할 수 있다.

ECS(Electro-Chemical Screening) 테스트

체내에 부족한 영양소를 보충하여 인체의 대사기능을 정상화시키는 맞춤영양요법에 유용하게 쓰이는 대체의학 테스트로, 소변과 침을 통해 영양 상태를 파악하고 이 데이터를 근거로 질병을 예방하고 관리한다.

한방 모발영혈 테스트

머리카락을 통해 인체에 필수적으로 작용하는 영양소들의 상태와 비율, 중금속 등에 오염되지 않았는지 알아보고 면역에 관련된 각종 미네랄의 정상적인 상태 유무를 확인한다.

파동 검사

파동 의학은 이미 오래전부터 한의학의 한 분야로 자리 잡고 있었다. 우리 몸의 모든 세포는 고유의 에너지 파동을 가지고 있는데, 파동 검사란 바로 이 에너지 파동을 읽어내는 것이다. 파동 검사 결과를 가지고 혈액순환의 상태는 물론 중금속 오염 정도, 미량 원소인 비타민이나 무기질의 상태, 그리고 각 장기의 상태를 확인할

수 있기 때문에 전체적인 몸의 헌새 상태를 간편하게 파악하고 대처할 수 있다

3. 면역을 높이는 생활요법

증상별로 좋은 한방약차

1. 어깨통증 : 계지, 강황, 백작약, 감초, 대조

2. 허리통증 : 두충, 목과, 속단

3. 무릎통증 : 우슬, 방기, 의이인, 백작약, 진교

4. 종아리통증 : 목과, 백작약, 당귀

5. 근육통 : 백작약, 감초, 목과, 독활, 대조

6. 구토 : 반하, 진피, 사인, 후박, 건강

7. 어지럼증 : 반하, 백복령, 차전자

8. 불면증 : 산조인, 치자, 백복신, 백자인, 연자육, 감초, 대조

9. 두통 : 백지, 강활, 치자, 향부자, 고본, 만형자, 감초, 대조

10. 변비 : 대황, 목향, 빈랑, 당귀, 천궁, 감초

11. 복통 : 백굴채, 후박, 소회향, 백작약, 감초, 대조

12. 식욕부진 : 산사, 신곡, 맥아, 계내금, 백출

13. 만성피로, 권태 : 오미자, 오가피, 황기, 감초

14. 혈중 콜레스테롤 강하 : 택사, 인진, 백하수오, 송엽, 상기생

15. 우울증 : 울금, 치자, 죽엽, 지각, 감초, 대조

16. 발열 : 생지황, 치자, 지모, 죽엽

17. 빈혈 : 당귀, 천궁, 단삼, 여정자, 감초, 대조

18. 추위 타는 증상 : 건강, 고량강, 계피, 꿀. 대조

19. 정서불안 : 백복신, 연자육, 단삼, 용안육

20. 골다공증 : 백하수오, 산약, 숙지황, 김초, 대조

21. 구강궤양 : 오미자, 치자, 황연

22. 금연 : 어성초

23. 금주 : 창이자, 감초, 대조

24. 백혈구 감소 : 용규, 여정자, 계혈등

25. 신염, 단백뇨 : 백모근, 석위, 차전자, 옥미수

26. 유산 방지 : 백출, 속단, 두충, 잣, 황금, 사인

27. 혈소판 감소 : 택란, 계혈등, 단삼

28. 혈액 응고 방지 : 삼릉, 봉출

29. 혈중 빌리루빈 수치 강하 : 인진, 울금, 치자, 택사, 차전자,
    백하수오

만병에 좋은 아로마요법

기원전 4,500년 전부터 이집트에서 시작된 아로마요법은 후각신경
을 자극함으로써 내분비호르몬계, 자율신경계, 정신계에 영향을 미
쳐 다양한 약리효과를 가져온다. 다음은 아로마 오일별 약리효과와
증상 개선에 도움이 되는 질환을 정리한 것이다.

아로마 오일의 약리효과	
1. 노간주나무유	방광염, 비뇨기 감염, 이뇨, 근육통, 관절염, 류머티즘, 통풍, 생리통
2. 레몬그라스	부교감신경 강화, 근육통
3. 다유	살균, 항염, 중이염, 여드름, 화상
4. 마요라나유	불안, 스트레스, 고혈압, 불면증
5. 말라야교목유	여성호르몬 문제, 과호흡, 가슴 두근거림, 갱년기 이후 골다공증, 고혈압, 우울증
6. 미주향유	피로, 기억력 감퇴, 면역 결핍, 간기능 장애
7. 박하유	기억력 감퇴, 근육통, 관절통
8. 백단향유	신장기능 강화, 비뇨기염증, 방광염, 신장염, 경련성 복통, 스트레스
9. 베르가모트	간 질환, 습진, 우울, 피부염, 대상포진
10. 안향유	감기, 독감, 기관지염, 면역 결핍
11. 셀비어유	우울증, 갱년기 장애, 자궁질환, 호르몬 조절, 탈모
12. 유향유	조기노화, 류머티스 관절염
13. 자소유	원형탈모, 피부병, 화상, 불면증
14. 재스민유	호르몬 조절, 우울증, 여성 불감증, 분만 촉진, 발기 부전
15. 캐모마일	염증, 가려움증
16. 아보카도	근관절질환, 건성피부
17. 스위트 아몬드	관절염, 가려움증, 건조한 피부

파킨슨병에 대해
알고 싶은 몇 가지

15세의 중학교 2학년 학생입니다. 아침에 일어났는데 갑자기 오른팔이 떨렸어요. 혹시 파킨슨병 증상인가요?

파킨슨병의 대표적인 증상은 자기도 모르게 몸을 떠는 것으로, 이외에도 근육이 굳고 동작이 느려져 몸을 제대로 움직이지 못하거나 혹은 목이나 허리 등이 구부정해지고 균형감각을 잃는 등의 증상들이 있어요. 만약 파킨슨병이 진행되고 있다면, 글을 제대로 쓸 수 없게 되거나 물병을 들지 못하는 등 손동작이 필요한 일들을 할 수 없게 된답니다. 호르몬을 다량으로 분비하는 도파민의 신경세포가 점차 사라져 운동조절 회로인 선조체가 망가지게 되고, 결국 이 때문에 몸 각 부분에 운동명령을 하지 못해 다양한 병이 나타나는 것이지요. 하지만 파킨슨병은 '퇴행성 노인질환'이에요. 때문에 질문자의 나이를 고려해보면 손떨림 증상만으로는 파킨슨병이라고 단정 짓기 어렵네요. 따라서 전문가의 진찰을 받아보고 정확한 원인을 파악해 보는 것이 가장 중요하답니다.

파킨슨병과 파킨슨증후군은 똑같은 질환인가요?

많은 사람들이 헷갈려 하는 부분이랍니다. 엄밀히 따지면 파킨슨병과 파킨슨증후군(Parkinsonism)은 서로 다른 원인으로 발생하는 질병입니다. 파킨슨증후군은 도파민 분비 신경세포의 문제보다는 다른 부위의 뇌신경의 이상으로 증상이 발생합니다. 하지만 겉으로 나타나는 증상은 파킨슨병과 여러 부분에서 비슷하지요.
예를 들면 파킨슨증후군은 뇌졸중, 다계통위축증, 알츠하이머, 소뇌위축증, 다발성경화증 등이 있답니다. 하지만 이 때문에 병원에서 오진을 하는 경우도 상당히 많은데, 실제로 파킨슨병인 줄 알았다가 증후군으로 밝혀진 환자들이 전체의 20~25퍼센트나 될 정도라고 하니 이 둘을 구분하는 것부터 여간 어려운 일이 아닌 것이죠. 파킨슨병은 레보도파 복용 시 증상이 바로 완화가 되지만 파킨슨증후군은 큰 변화가 없는 것이 특징입니다.

파킨슨증후군에는 어떤 증상들이 있나요?

파킨슨증후군과 파킨슨병 사이에서 흔히 착각하는 병으로는 뇌졸중이 있어요. 혈관이 막히거나 혈관 중 하나가 터져 뇌 손상이 발생하는 뇌졸중은 '혈관성 파킨슨증후군'이라고 부른답니다. 머리 손상 역시 파킨슨병과는 관계가 없는 증상이에요. 뇌졸중과 머리 손상은 2차성 파킨슨증후군이라 부르며 파킨슨병과는 큰 관련이 없는 대표적인 증후군이에요. 덧붙여 설명하자면 파킨슨증후군에 속하는 유사성 신경계질환들에는 본태성떨림, 틱, 헌팅턴병, 윌슨병, 알츠하이머 등이 있어요.

그럼 파킨슨병과 파킨슨증후군을 구분하는 방법을 간단히 소개해드릴게요. ① 눈을 위아래로 움직이는 데 어려움이 있는가? ② 병의 초기에 언어장애가 있는가? ③ 물체를 잡으려고 할 때 떨림이 있는가? ④ 의자에서 일어날 때 현기증을 느끼거나 어지러움을 느끼는가? ⑤ 균형을 자주 잃고 넘어지는가?

이 다섯 가지 항목에 '예'라고 대답한다면 파킨슨병과는 다른 파킨슨증후군을 가지고 있을 확률이 높습니다.

엄마가 파킨슨병 초기 진단을 받으셨어요. 파킨슨병의 초기, 중기, 말기에는 어떤 증상들이 나타나나요?

파킨슨병의 초기 증상은 눈에 띄지 않을 정도로 경미해요. 그래서 근육통이나 만성피로 정도로 착각하기 쉽지요. 그럼 파킨슨병 초기에 나타나는 다양한 증상들에 대해 알아볼까요?

먼저 몸의 한쪽에서만 이상적인 징후가 생기거나, 몸의 안쪽이 떨리는 증상, 성적 흥분 시 떨림이 심해지고, 얼굴에서 표정이 사라져 화난 것 같다는 말을 많이 듣게 돼요. 또 목소리가 변해서 상대방이 알아듣기 힘들어지고, 걷기를 비롯한 몸의 움직임도 점차 힘겨워져요. 게다가 우울함과 무력감이 느껴지고, 사소한 일에도 예민하게 반응하는 불안신경증까지 나타나게 됩니다.

중기-말기에는 더욱 심각한 증세들이 나타나는데요, 가장 눈에 띄는 증세로 '변비'를 들 수 있어요. 자율신경계에 문제가 생겨 위장운동, 장운동이 현저하게 느려지고 흑질에 나타나는 특징적 레비소체가 장의 연동운동을 방해하기 때문에 변비가 생길 수밖에 없는 것이지요. 또 침 흘림이 잦아지고, 음식을 삼키는 것이 어려워진답니다. 이외에도 '성기능장애', '이상 발한증', '배뇨장애', '피부발진', '수면장애', '치매'등이 발생하기도 해요.

아버지께서 10년 전 파킨슨병 진단을 받고 약을 드시고 있습니다. 그런데 드시는 약들마다 레보도파라는 성분이 들어있는데, 레보도파의 부작용은 없는지 궁금합니다.

'레보도파'는 파킨슨병 치료약물의 대표주자로 파킨슨병으로 인해 부족해진 도파민을 인위적으로 보충해주는 역할을 해요. 이를 복용한 환자의 80~90 퍼센트가 약물에 반응하고 있습니다. 하지만 보통의 약물처럼 레보도파 역시 부작용이 있답니다.

대표적으로 구토, 어지럼증, 기립성 저혈압 증세, 의지와는 상관없이 몸이 움직이는 이상운동 증세, 낮 졸음(가수면), 밤 불면증, 심한 변비, 급속한 기억력 저하, 환청, 환시, 치매 등이 있지요.

파킨슨병으로 2년 동안 고생하고 있습니다. 이제는 한방으로 치료해 보고 싶은데, 기존 치료와 어떠한 면에서 차이가 있나요?

한의학에서는 파괴되지 않은 도파민 신경세포의 기능을 살리는 데 주목합니다. 일반적으로 양의학에서는 증상의 발현을 막기 위해 마치 임시방편으로 파스를 붙이는 것과 같은 접근방식을 사용한다면, 한방은 대증요법이 아닌 자생력을 키워주는 치료방식으로 접근하는 것이지요. 실제 파킨슨병 중증도가 4,5기였던 50대 남성은 6개월간 봉약침을 비롯해 다양한 한방요법을 꾸준히 받으면서 혼자서 걸어 다닐 수 있을 정도로 병세가 호전되기도 했답니다.

한의학의 또 다른 장점으로는 환자에 따라 맞춤 치료를 진행한다는 것이에요. 환자의 몸 상태를 살피고, 증상에 관해 묻고, 말을 잘 듣고, 맥을 짚는 4진의 진찰을 통해 종합적인 처방을 내리는 것이지요. 양방에서는 특정 병에 한두 가지 정도의 약제를 처방하지만, 한의학에서는 다양한 접근법을 시도한답니다. 병은 변덕스러운 면이 있어 조금씩 좋아지다가도 금세 악화되기도 하지요. 따라서 체계적이면서도 유연한 방법으로 병을 치료해야 한답니다.

봉약침은 벌침을 말하는 건가요?

맞습니다. 벌의 독주머니에 있는 봉독을 채취, 가공하여 주사제로 정제한 후 경혈에 주입하는 것이 바로 봉약침 치료법이랍니다. 봉약침은 문제가 생긴 부위에 주입하여 재생과 면역에 관련하는 우리 몸의 세포들을 손상 부위로 끌어당겨 스스로 치유하게 하고 조직의 재생을 돕는 역할을 해요. 특히 봉약침이 파킨슨병 치료에 효과적인 것이 많은 논문과 실험을 통해 입증되었는데 봉약침으로 활성화된 조절T세포가 도파민 신경세포를 파괴하는 면역세포의 염증반응을 억제하기 때문이죠.

봉약침의 부작용은 없나요?

봉약침은 부작용과 내성이 없는 안전한 치료방법이라고 할 수 있어요. 봉독이라고 하면 혹시라도 가렵거나 붓지 않을까 하는 우려가 있을 수 있지만 성별과 나이, 체력, 성향 그날의 컨디션까지 고려해 침의 농도와 횟수를 조절해서 두여하기 때문에 안심해도 된답니다.

시술 시간은 20~30분 정도이며, 침 시술 후엔 곧바로 몸 상태가 어떻게 달라졌는지 스스로 체크해볼 수 있어요.

어머니가 한 달 전에 파킨슨 1기 진단을 받았습니다. 가족으로서 어떻게 해야 치료에 도움이 될까요?

파킨슨병은 진행성이기 때문에 한 달, 두 달 단기 치료만으로는 좋아질 수 없답니다. 치료를 꾸준히 한다면 한 단계 전으로 역주행할 수 있지만, 멈추면 뒤쪽 단계로 후진할 수밖에 없는 것이지요.

치료를 생활의 일부라 생각하고 장기적으로 꾸준히 치료해야 파킨슨병을 극복할 수 있어요.

또한 가정에서 혈액순환에 도움이 되는 현미와 신선한 채소들로 식단을 구성해야 하고, 빵이나 도넛 같은 가공식품이나 패스트푸드는 우울증을 부추길 수 있기 때문에 피하는 게 좋아요. 그리고 가벼운 운동 또한 필요하죠.

몸이 불편하다고 움직이지 않으면 근력이 소실되면서 체력이 떨어질 수 있답니다. 무리하지 않고 가볍게 동네를 산책한다든지, 배드민턴을 친다든지 가족이 함께하는 것이 좋은 방법이에요.

파킨슨병을 극복하기 위한 생활수칙을 알려주세요.

평소와 마찬가지로 규칙적으로 생활하는 것이 중요해요. 낮 동안에는 취미생활을 하거나 평소 하던 일을 계속하고, 밤엔 늘 잠들던 시간에 규칙적으로 자야 합니다. 규칙적인 생활이 몸과 마음의 면역력을 높이기 때문이에요. 또한 근육의 퇴화를 막기 위해 가벼운 운동이 필요한데, 3기 이상의 환자라면 골절의 위험이 크기 때문에 운동은 피하는 것이 좋아요. 그리고 파킨슨병 환자들에게는 도파민 분비가 감소하여 혈류가 활발하지 않기 때문에 변비가 자주 나타나게 돼요. 그래서 빵이나 도넛 같은 가공식품과 패스트푸드는 꼭 피하고, 혈액순환과 내장 활동을 원활하게 하는 현미와 신선한 채소를 많이 먹는 것이 좋답니다.

마지막으로 하루에 한 번 이상 웃기예요. 모든 병이 그렇듯 파킨슨병도 스트레스를 줄이고 즐겁게 살려고 노력해야 긍정적인 결과가 나타날 수 있어요. 병에 걸렸다는 사실 때문에 우울과 분노로 하루를 보내지 않고, 스스로 재미와 즐거움을 느낄 수 있는 취미생활을 해보세요. 기쁨과 행복을 느끼게 하는 도파민이 저절로 분비되어 파킨슨병과 싸울 수 있는 든든한 무기가 될 거에요.

파킨슨병 기적의 완치 설명서

초판 1쇄 인쇄일 ｜ 2014년 3월 20일
초판 2쇄 발행일 ｜ 2018년 6월 4일

지은이 ｜ 이의준
펴낸곳 ｜ 북마크
펴낸이 ｜ 정기국
총괄기획 ｜ 이헌건
디자인 ｜ 구정남 / 서용석
편집 ｜ 조문채
관리 ｜ 안영미
일러스트 ｜ 이설인
주소 ｜ 서울특별시 동대문구 무학로45길 57 4층
전화 ｜ (02) 325-3691
팩스 ｜ (02) 6442-3690
홈페이지 ｜ www.bmark.co.kr
등록 ｜ 제 303-2005-34호(2005.8.30)
ISBN ｜ 978-89-92404-97-6 13510
값 ｜ 9,500원